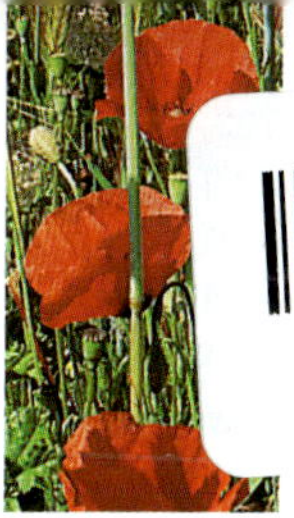

Claude Gardet

22 Fleurs :
Remèdes Naturels

Attention ! les plantes se ressemblent parfois. Ne cueillez pas d'espèces que vous ne connaissez pas bien sans les faire identifier par des personnes compétentes. Un dessin ou une photo se révèlent presque toujours insuffisants pour une reconnaissance parfaite.

Sauf mention contraire, les photographies sont de Claude Gardet.

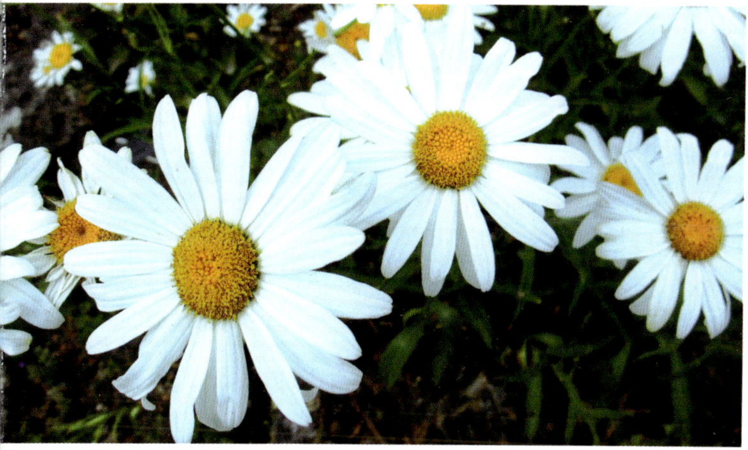

Éditions Jean-Paul Gisserot
www.editions-gisserot.eu

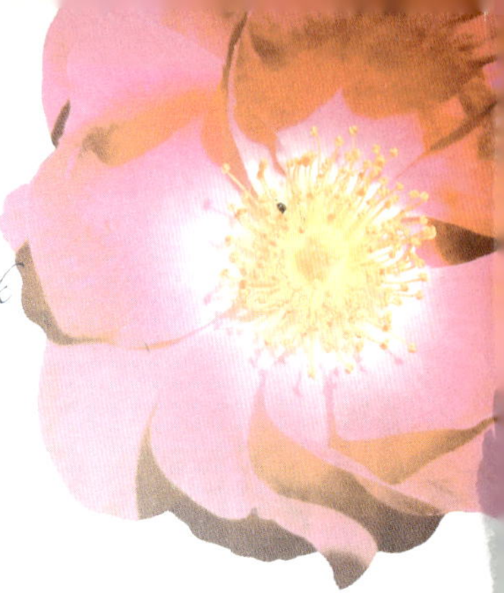

"Caractère, morale, bonheur, beauté, que seraient-ils dans une humanité qui ne connaîtrait pas les fleurs"

Maurice Maeterlinck

Conseils pratiques

Pour préparer les recettes il est indispensable d'utiliser de l'eau de source ou de l'eau minérale non gazeuse. L'eau du robinet contient, bien souvent, trop de chlore et de calcaire, substances dénaturant les principes actifs des plantes.

La quantité d'eau par tasse est de la valeur d'**1 tasse à thé**.

Il est préférable de ne pas sucrer les tisanes. Pour celles dont le goût est très amer ou trop fade, on peut –s'il n'y a pas de contre-indication, les édulcorer avec un peu de miel.

Il est déconseillé de préparer infusions et décoctions plus de 24 heures à l'avance. Passé ce laps de temps, elles perdent la plus grande partie de leurs vertus thérapeutiques.

En général, une cure de tisane se poursuit sans interruption durant 3 semaines. Elle peut être recommencée – si nécessaire -, après un arrêt de 1 à 2 mois.

En cas d'affections chroniques – **il est obligatoire** -, avant d'entreprendre une cure de tisane, de demander l'avis du médecin, ou du pharmacien, eux **seuls** sont habilités à savoir si elle n'est pas contre-indiquée avec le traitement médical prescrit et à vous conseiller judicieusement sur les risques éventuels qu'elle pourrait comporter.

Mal dosées, utilisées à mauvais escient, les plantes médicinales peuvent devenir dangereuses.

Les plantes se conservent à l'abri de la lumière, dans des boites en bois ou en carton ou encore dans des sacs de papier kraft. Elles perdent leurs propriétés dans les sacs et boites en matière plastique.

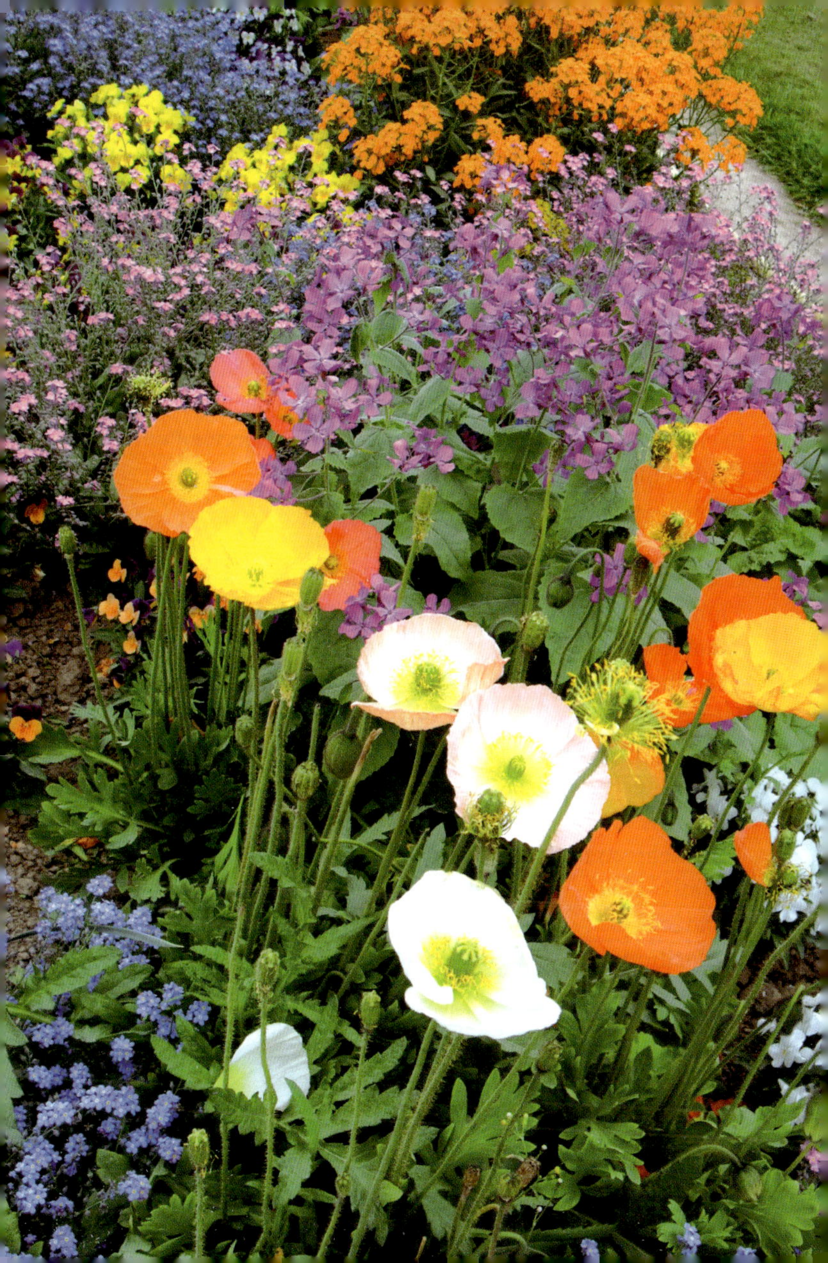

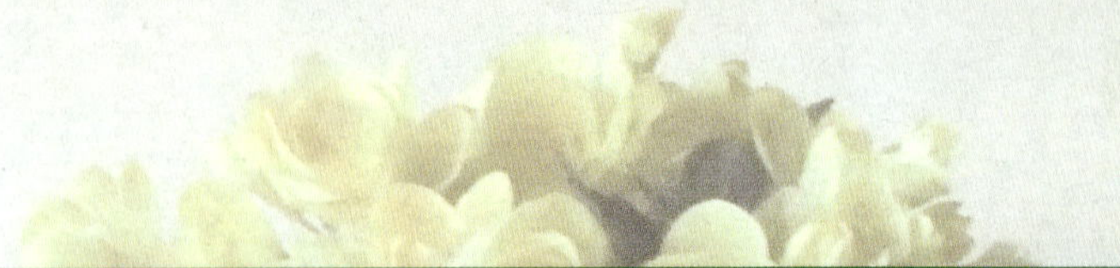

Définitions des propriétés des plantes

Adoucissante :	calme l'inflammation.
Analgésique :	calme la douleur.
Apéritive :	ouvre l'appétit.
Astringente :	resserre les tissus, les muqueuses.
Béchique :	apaise la toux, facilite l'expectoration.
Céphalique :	calme les maux de tête.
Cholagogue :	stimule la vésicule biliaire, aide à l'évacuation de la bile.
Cordiale :	stimule les systèmes digestifs et cardiaques.
Emménagogue :	facilite la venue, l'écoulement des règles.
Émolliente :	calme les inflammations, ramollit les tissus.
Fébrifuge :	lutte contre la fièvre.
Hémostatique :	arrête les saignements.
Laxative :	lutte contre la constipation.
Narcotique :	provoque le sommeil.
Pectorale :	bénéfique contre les troubles respiratoires.
Rafraîchissante :	calme la soif.
Sédative :	appaise.
Stomachique :	stimule les fonctions de l'estomac.
Sudorifique :	provoque la transpiration.
Topique :	agit localement.
Vulnéraire :	facilite la cicatrisation des plaies.
Vermifuge :	combat les vers intestinaux.

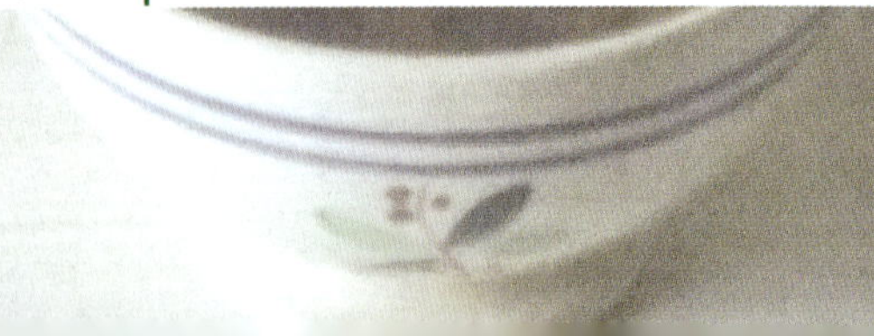

Famille : Composées

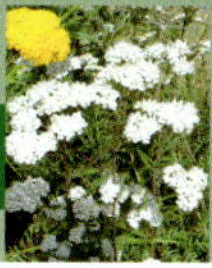

L'Achillée Millefeuille
(Achillea millefolium)

Noms populaires : Herbe à la coupure - Herbe au charpentier - Saigne-nez – Sourcils de Vénus – Herbe aux militaires – Herbe de Saint Joseph – Herbe de Saint Jean.

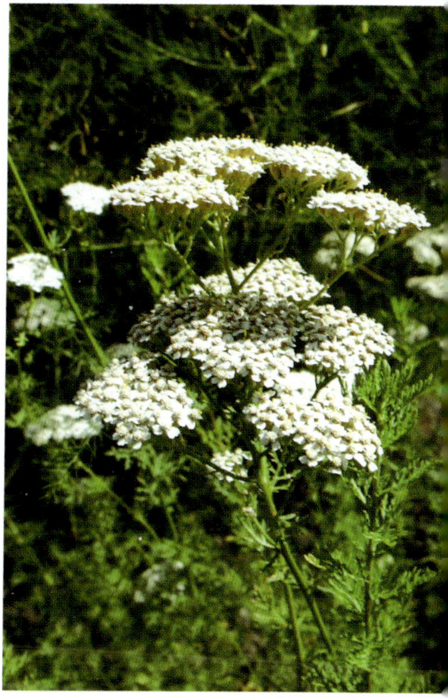

Il existe un grand nombre d'espèces d'achillées répandues en Europe. La variété la plus connue est l'achillée millefeuille. Elle pousse en abondance au bord des chemins, dans les prairies, terrains vagues, jardins ; de la plaine à la haute montagne. Cette plante vivace, herbacée, porte des feuilles allongées, bien plus longues que larges. Leurs découpures extrêmement nombreuses, délicates comme de la dentelle, lui ont valu son second nom de « millefeuille ». Ses petites fleurs blanches formant des capitules au sommet de la tige exhalent une odeur camphrée très aromatique.

Le nom d'achillée est dû au naturaliste Pline l'Ancien (Ier siècle de notre ère). D'après lui, Achille, le héros grec de la guerre de Troie, sur les conseils de son précepteur, le Centaure Chiron, aurait, le premier, employé cette fleur pour soigner Télèphe, roi mythique de Mysie blessé au combat devant Troie ; de là son surnom d'« herbe aux militaires ». Une autre légende grecque veut que Vénus ait enseigné à Achille les propriétés curatives de cette plante, d'où l'appellation de « Sourcils de Vénus ». D'après la croyance populaire, Saint Joseph se serait – un jour-, profondément coupé en rabotant une planche. L'Enfant Jésus aurait aussitôt appliqué sur la plaie un cataplasme de feuilles d'achillée, permettant dans l'instant sa cicatrisation, d'où ses noms d'« Herbe au Charpentier » et « Herbe à la coupure ». L'achillée fait partie des « Herbes de la Saint Jean », qu'il est bon de cueillir lors du solstice d'été. Jadis, les Celtes et divers autres peuples entouraient sa récolte et son emploi de rites magiques.

Au XIIe siècle, Hildegarde de Bingen dans un de ses Traités : « Les Physica » prescrivait la plante contre les troubles de la menstruation et les saignements de nez, d'où son autre nom de « Saigne-nez ». Au XVIe siècle, le médecin italien P.-André Matthiole confirme ces indications et la préconise contre les métrorragies. Aux XVIIe et XVIIIe siècles, elle est surtout un spécifique des hémorroïdes. Au XVIIIe siècle J.-Baptiste Chomel dans l'« Abrégé de l'histoires de plantes usuelles » note : « L'achillée est très utile dans le cours déréglé des hémorroïdes… ». Au XIXe siècle, Joseph Roques écrivait :

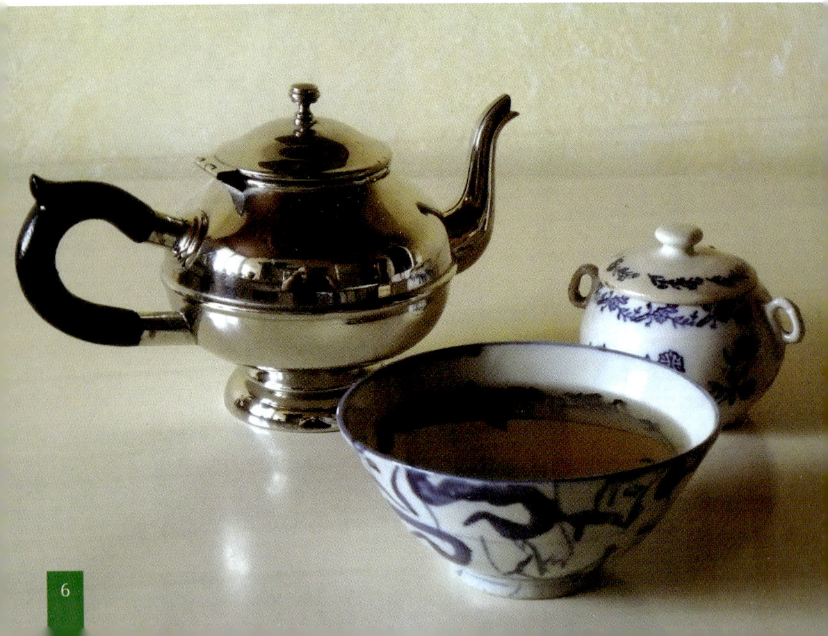

« le millefeuille est le remède du bûcheron, du charpentier pour le traitement des plaies et contusions. On emploie alors l'infusion aqueuse ou vineuse de ses fleurs ou même le suc de la plante... ».

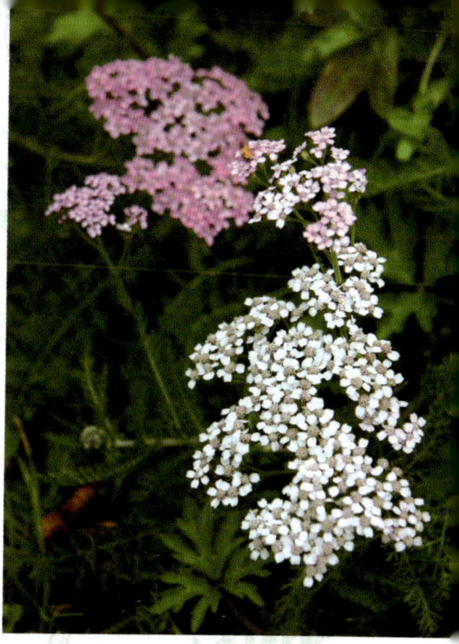

Parties utilisées :

les fleurs et la plante.

PROPRIÉTÉS :

L'achillée est tonique, stimulante, diurétique, antispasmodique, hémostatique. C'est un spécifique des troubles circulatoires et de la ménopause.

Usage interne.

Fatigue générale, neurasthénie, crampes d'estomac, troubles de la ménopause, règles douloureuses, varices, hémorroïdes, rhumatismes.

Infusion : 1 cuillerée à soupe de fleurs pour 1 tasse d'eau bouillante. Laisser encore bouillir 1 minute. Infuser 10 minutes. Filtrer. Prendre 3 tasses par jour, entre les repas. Cure de 3 semaines.

Usage externe.

L'achillée hâte la cicatrisation des ulcères, dermatoses. En bains complets elle a une action calmante et sédative, elle régularise la circulation, apaise les douleurs rhumatismales et les hémorroïdes.

Décoction : Mettre une grosse poignée de plante dans 1 litre d'eau froide. Laisser bouillir 10 minutes. Infuser 15 minutes. Filtrer avec soin. S'utilise en lavages et compresses 2 à 3 fois par jour contre les plaies, ulcères, dermatoses, hémorroïdes. Refaire une nouvelle décoction toutes les 24 heures.

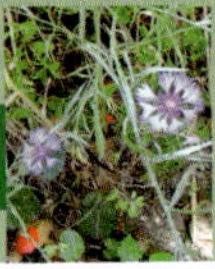

Le Bleuet
(Centaurea cyanus)

Noms populaires : Bluet – Aubifoin – Barbeau – Blavéole – Cornailles – Chevalot – Casse-lunettes – Herbe de Saint Zacharie (au Moyen-Âge).

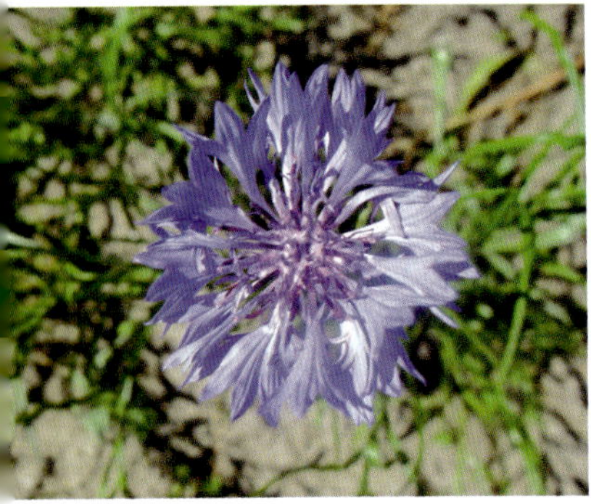

Le bleuet, originaire de l'Orient Méditerranéen, a suivi les céréales à travers les divers continents. En compagnie du coquelicot, il est répandu dans les champs et les moissons, dans le monde entier. Il fut, de tout temps, considéré comme une plante parasite par les agriculteurs.

Le bleuet fait partie du groupe des Centaurées – dont le nom savant provient du mot grec « kentaurion » qui, dans l'Antiquité désignait certaines plantes découvertes par le Centaure Chiron –personnage mi-homme et mi-cheval, « professeur » d'Esculape (le dieu de la Médecine) et d'Achille -, fort réputé pour ses connaissances en herbes médicinales. Le bleuet, dans bon nombre de pays fait partie des traditions populaires. On le retrouve dans de nombreuses légendes. En Russie, cette fleur gracieuse doit son nom à un jeune homme nommé Basilek, amoureux d'une nymphe des champs. Celle-ci transforma son amant en bleuet afin qu'il lui reste à jamais fidèle. Selon une vieille légende du Moyen-Orient, Allah répandit le bleuet sur la terre pour étouffer les blés d'un homme aussi avare que riche.

L'appellation de « Casse-lunettes » apparaît au XVIIe siècle. Les apothicaires de cette époque préparaient une eau décongestionnante et calmante pour les yeux (mais convenant surtout pour les sujets ayant les yeux bleus !) à qui on prêtait le pouvoir de fortifier la vue et de rendre le port de lunettes inutile.

Parties utilisées :

les pétales.

PROPRIÉTÉS :

Usage interne.

Les fleurs de bleuet ont des propriétés dépuratives et anti-rhumatismales. Pour calmer les douleurs d'origine inflammatoire dans le Nord de la France, on réalise encore une **bière au bleuet** préparée en laissant macérer pendant 8 jours 25 grammes de pétales dans 1 litre de bière légère. Une fois filtrée, boire 1 verre de cette bière avant les 2 repas.

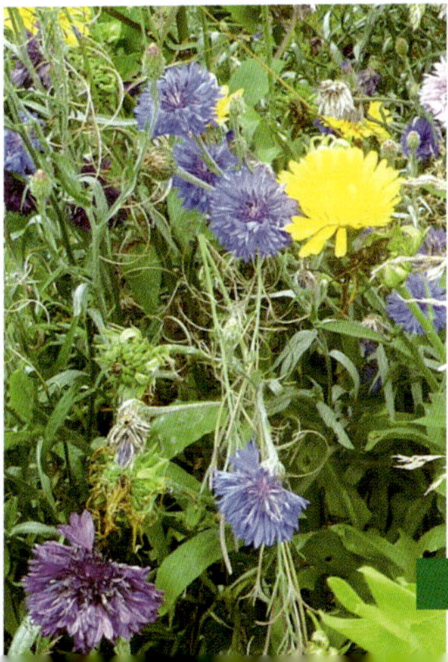

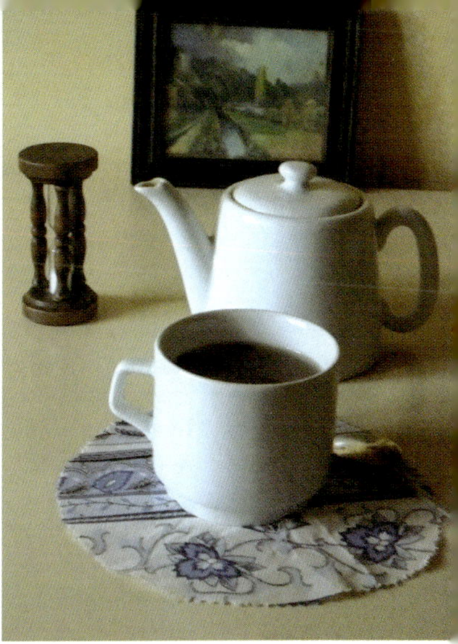

Usage externe.

Le bleuet est employé contre la conjonctivite, l'irritation des paupières et pour reposer les yeux fatigués par les écrans de télévision ou d'ordinateur ; et également contre les aphtes.

Infusion. 1 pincée de pétales pour 1 tasse d'eau bouillante. Laisser bouillir encore 30 secondes. Infuser 10 minutes. Filtrer avec soin. Cette infusion s'utilise en lavages, bains d'yeux, compresses sur les paupières ; en bains de bouche contre les aphtes ; en lotions du visage pour adoucir l'épiderme, matin et soir.

Famille : Scrofulariacées

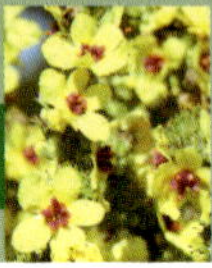

Le Bouillon Blanc

(Verbascum thapsus)

Noms populaires : Molène – Cierge de Notre-Dame – Herbe de Saint Fiacre – Herbe à bonhomme.

Cette plante commune, bisannuelle, pouvant dépasser 1m50 de haut, pousse spontanément de la plaine jusqu'à 1800 mètres d'altitude, dans les champs, terrains incultes, bords des chemins, de toute l'Europe et d'une partie de l'Asie.

Son épaisse et unique tige droite, rigide, cotonneuse, porte de grandes feuilles molles d'un vert blanchâtre, alternées, très velues, devenant plus étroites vers le sommet de la plante. Sa tige est presque entièrement garnie, dans sa moitié supérieure, de fleurs d'un jaune plus ou moins vif, disposées en un long épi terminal. Ces fleurs s'épanouissant de Juin à Octobre, à l'odeur légèrement balsamique et à la saveur mucilagineuse, ont valu au Bouillon blancs son nom populaire de « Cierge de Notre-Dame ».

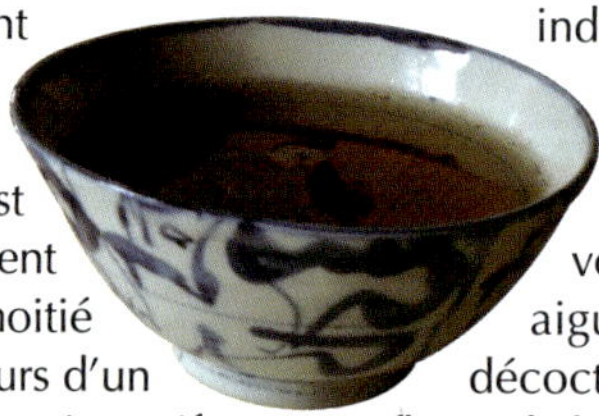

Le Bouillon blancs fut, de tout temps, réputé pour ses propriétés cicatrisantes et adoucissantes. Déjà, dans l'Antiquité, en Grèce, au VIème siècle avant J.C., l'école d'Hippocrate le conseillait en tant qu'astringent, émollient et vulnéraire. Au Ier siècle de notre ère le médecin Dioscoride et le naturaliste Pline l'Ancien, le recommandaient contre toutes les affections pulmonaires. Au XIXème siècle, le Docteur Cazin déclarait en 1886 dans Plantes médicinales indigènes et acclimatées : « {...} C'est surtout dans les affections intestinales et des voies urinaires, à l'état aigu, que j'administre la décoction ou l'infusion de fleurs de bouillon blanc{...} ».

À la même époque, le médecin-botaniste Joseph Roques écrivait poétiquement dans son Nouveau Traité des Plantes usuelles : « {...} Le bouillon blanc est la parure des lieux incultes et sauvages. On aime à voir sa taille haute et quelquefois gigantesque, sa belle attitude, son air de vigueur et de santé. Une infusion théiforme préparée avec ses fleurs est un de ces remèdes domestiques que nous conseillons volontiers lorsque les organes pulmonaires ou gastriques sont dans un état d'irritation ou de spasme. Cette tisane un peu sédative ou calmante convient aux femmes délicates, aux enfants et aux personnes d'un tempérament nerveux {…} ».

Parties utilisées :

les fleurs et les feuilles.

Recommandation importante :

Il est indispensable de filtrer soigneusement les infusions et décoctions de bouillon blanc afin d'éliminer les petits poils irritants recouvrant la plante.

PROPRIÉTÉS :

Fleurs et feuilles de bouillon blanc, de par leur richesse en mucilage, ont des propriétés pectorales, béchiques, adoucissantes, sédatives, antispasmodiques, cicatrisantes et légèrement diurétiques.

Usage interne :

Elles sont employées- en complément d'un traitement médical – contre l'asthme, trachéite bronchite, toux, enrouement, mal de gorge. Elles sont également bénéfiques contre la colite, la cystite et l'inflammation des voies digestives.

Infusion. 1 cuillerée à soupe de fleurs ou feuilles pour 1 tasse d'eau bouillante – Laisser bouillir 1min. Infusion 10min. Filtrer avec soin.

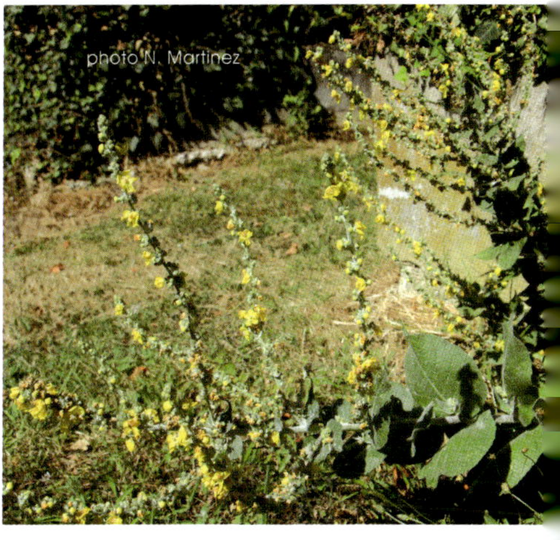

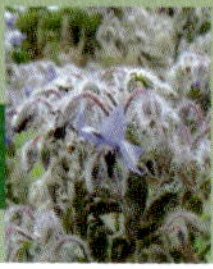

La Bourrache
(Borrago officinalis)

Noms populaires : Bourrache commune – Bourrage – Chou-bourrache – Buglosse à larges feuilles

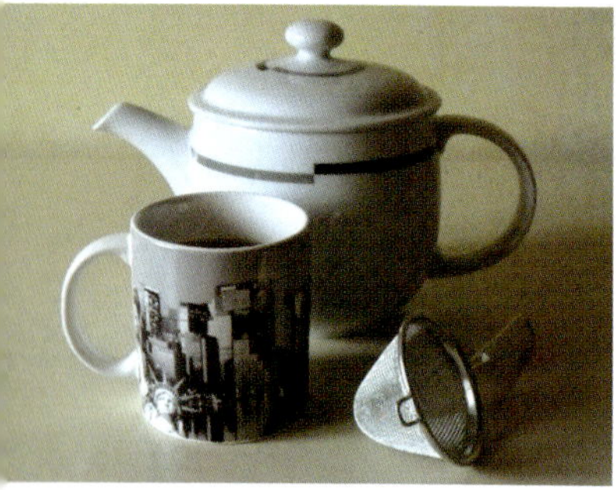

La bourrache, plante sauvage répandue dans toute l'Europe, pousse en abondance dans les endroits ensoleillés. Ses fleurs, d'une belle couleur bleu-azur, aux étamines noires, s'épanouissent de mai à septembre.

À cause de ses feuilles très velues, son nom pourrait dériver du latin médiéval « *barra* » : une étoffe grossière à longs poils, mais d'après certains botanistes son nom proviendrait de deux mots arabes : « abu » et rach » signifiant « père de la sueur ». D'ailleurs, jadis, les médecins arabes prêtaient à la plante d'importantes propriétés sudorifiques et diurétiques. Ils croyaient qu'elle pouvait « tempérer la mélancolie ». Idée partagée par Arnaud de Villeneuve – professeur à l'École de Médecine de Montpellier-, qui écrivait dans le : « Régime de Salerne » : « La bourrache est de gaye humeur / Et, dis-je, réjouit le cœur… ».

Les apothicaires du XVIe siècle pensaient que ses fleurs « mises dans la salade récréent fort les yeux et le gosier et, mélangées aux médicaments, en augmentent grandement leur pourvoir cardiaque. »

En 1691, Monsieur De La Haye déclarait dans son livre « Le Médecin sincère » : « La bourrache est de grande vertu ; ses fleurs mêlées à des bouillons ; leur suc dans ce que l'on voudra ; leur décoction dans quelques sirops simples ou mélangée à du vin sont propres aux défaillances, syncopes, toutes sortes de maladies et humeurs mélancoliques ; leur eau distillée empêche que l'on ne rêve dans les fièvres… ».

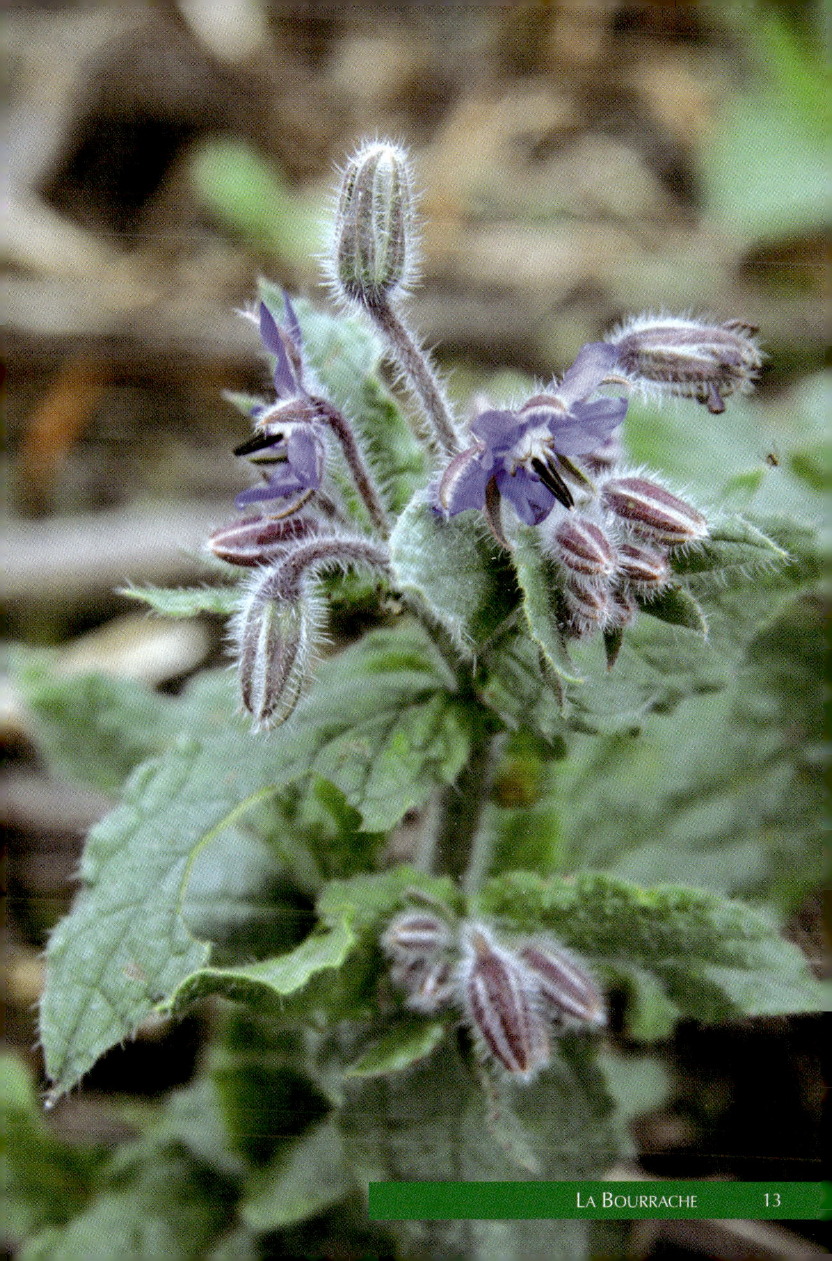

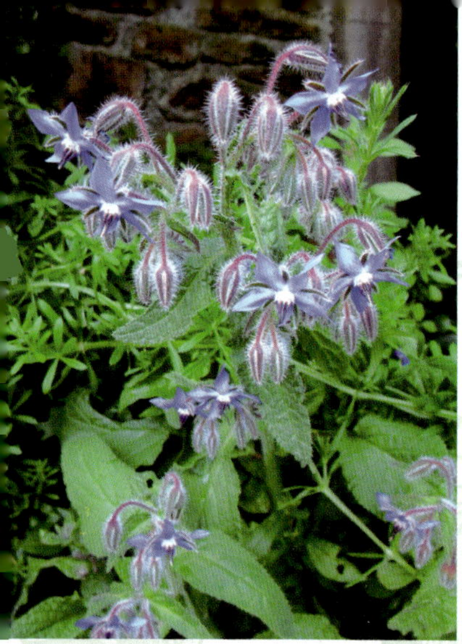

J.-Baptiste Chomel, médecin du roi Louis XV, reconnaît que « ses feuilles bouillies et avalées avec le potage tiennent le ventre libre… ».

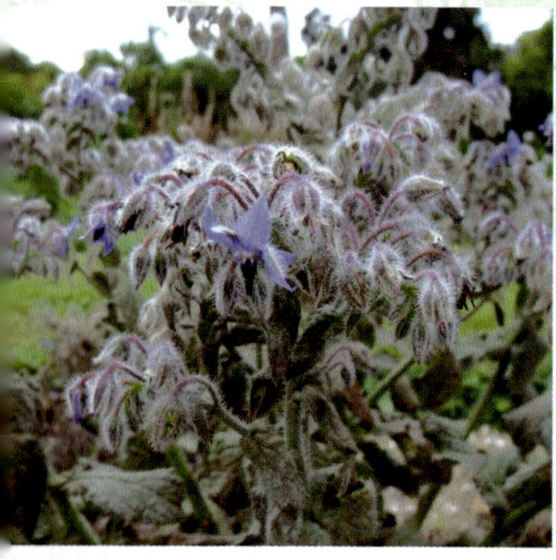

Parties utilisées :

les sommités fleuries.

PROPRIÉTÉS :

Usage interne.

De nos jours, les phytothérapeutes considèrent la bourrache comme excellent dépuratif et diurétique s'avérant bénéfique pour décrasser l'organisme aux changements de saison, en cas de dermatoses, rétention d'urine, prise de poids ; et lors d'affection virale ou des voies respiratoires, état fébrile, grippe, rhume, éruptions cutanées. Riches en mucilages, ses fleurs sont aussi légèrement laxatives.

Infusion. 1 cuillerée à soupe de fleurs pour 1 tasse d'eau bouillante. Laisser bouillir encore 10 secondes. Infuser 10 minutes. Filtrer avec soin. Boire, en dehors des repas, 3 tasses par jour, la dernière 1 heure avant le coucher. Cure de 3 semaines, à recommencer, si nécessaire, 1 mois plus tard.

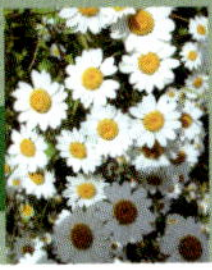

La Camomille romaine
(Anthemis nobilis)

Noms populaires : Camomille noble – Camomille d'Anjou – Camomille double – Camomille odorante – Anthémis odorant – Camomele.

C'est dans les pâturages, les champs, aux bords des sentiers que pousse la camomille romaine. Une variété à « fleurs double » est cultivée dans les jardins et d'une façon intensive dans la région d'Angers. Son nom botanique *Anthemis nobilis* signifiant « fleur noble » fait référence à sa qualité aromatique et à ses excellentes vertus curatives.

Les Grecs de l'Antiquité l'appelaient « khamaïmelon » signifiant : « pomme à terre » à cause de l'odeur de ses fleurs et de la forme ronde de leurs capitules rappelant celles de ce fruit. Quant à l'appellation de «romaine », elle provient du fait que le botaniste allemand, Joachim Camerarius a, en1588, constaté la présence en grande quantité de cette plante dans la campagne romaine.

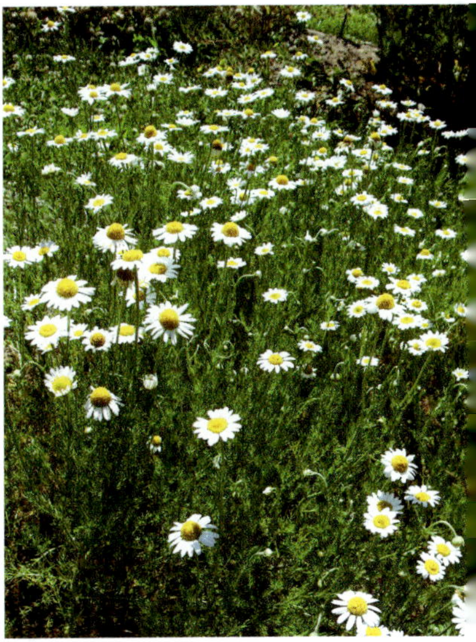

La camomille romaine, aussi loin que l'on remonte dans le temps, a toujours fait partie des meilleures plantes médicinales indigènes. Déjà au Ier siècle de notre ère, Dioscoride - le médecin -chirurgien des armées de Néron, recommandait l'usage de la poudre de ses fleurs pour stopper les accès de fièvre. Au IIe siècle ; le médecin grec Galien – appelé le « Père de la Pharmacie » - déclarait : « Les mages ou sages de l'Egypte dédièrent cette plante au

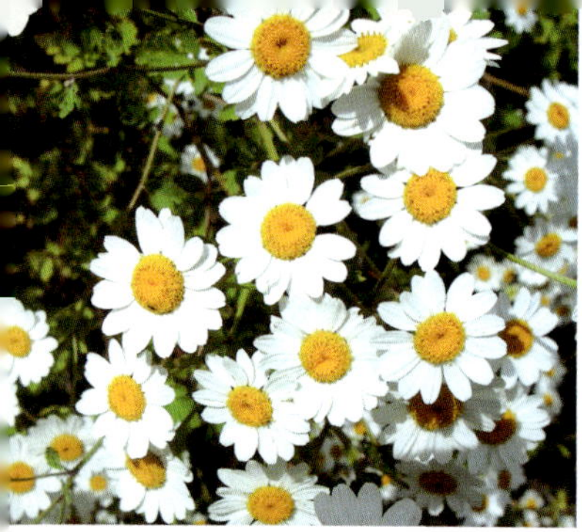

dieu Ré –le Soleil – à cause de son insigne efficacité contre les fièvres ». Au XVIIIe siècle, l'apothicaire – botaniste Nicolas Lémery écrivait : « Son usage est célèbre en décoction dans la colique. Ses fleurs sont digestives, adoucissantes, elles chassent les vents, excitent les mois aux femmes... ». Au XIXe siècle ; le célèbre docteur Armand Trousseau reconnaissait que : « L'on a recours à l'action antispasmodique de la camomille romaine dans toutes les fièvres, car elle est douée d'une vertu fébrifuge certaine, c'était le quinquina de l'Antiquité... ».

Pour clore cette liste non exhaustive des laudateurs de la camomille romaine, citons le docteur Henri Leclerc mentionnant dans son : « Précis de Phytothérapie » : « C'est surtout dans la céphalée et dans les douleurs siégeant le long de la colonne vertébrale que la camomille mérite d'être prescrite. Si elle ne sidère pas complètement la douleur, elle l'émousse dans de fortes proportions... ».

Parties utilisées :

les fleurs.

PROPRIÉTÉS :

Usage interne.

La camomille romaine est conseillée en cas d'anémie, dépression, fatigue, digestions difficiles, ballonnements, engorgement du foie, irritation de l'estomac et de l'intestin. C'est la plante par excellence des migraines, névralgies, troubles des règles et de la ménopause. Courbatures provoquées par la grippe, insomnies, parasites intestinaux.

Infusion. Plonger 5 fleurs dans 1 tasse d'eau bouillante. Laisser infuser 10 minutes. Filtrer. Contre le manque d'appétit : prendre 1 tasse avant les 3 repas. Dans les autres cas, 1 tasse avant les repas et 1 autre tasse avant le coucher, en cure de 3 semaines.

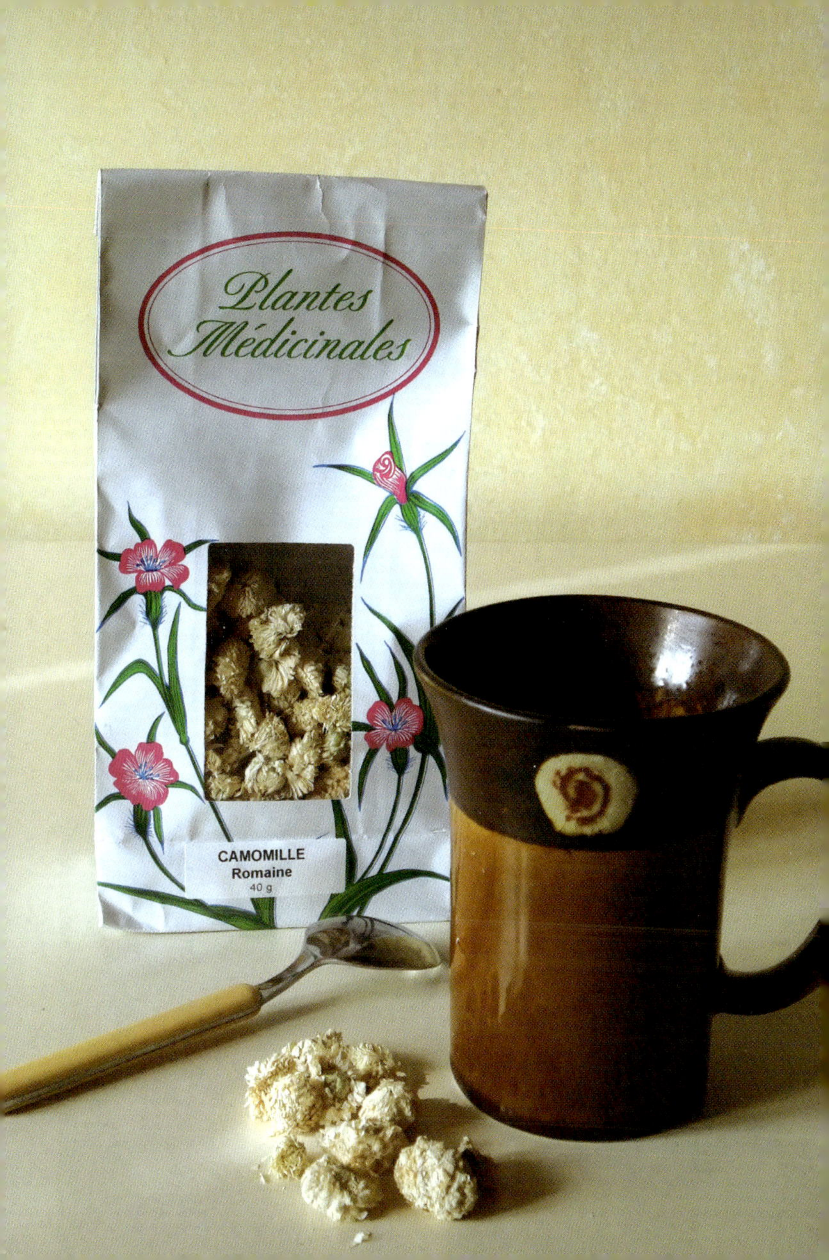
Plantes
Médicinales
CAMOMILLE
Romaine
40 g

Vin apéritif tonique. Faire macérer pendant 2 semaines 25 grammes de fleurs dans ¾ de litre d'excellent vin rouge ou blanc. Agiter tous les jours la bouteille. Filtrer ensuite. (Facultatif : ajouter 10 morceaux de sucre de canne). Prendre 1 verre à apéritif avant les 2 repas. Cure d'une à deux bouteilles.

Usage externe.

La camomille romaine est bénéfique contre l'irritation oculaire et des paupières, les dermatoses et les douleurs rhumatismales.

Décoction. Plonger 6 fleurs dans 1 tasse d'eau de source froide. Laisser bouillir 1 minute. Infuser 15 minutes. Filtrer avec soin. S'utilise une fois refroidie. S'emploie en compresses, lotions 3 fois par jour, contre l'inflammation des paupières, la conjonctivite, les yeux fatigués ; les dartres et pour adoucir l'épiderme.

Huile à la camomille : contre les douleurs d'origine inflammatoire. Laisser mijoter au bain-marie, à feu très doux pendant 1 heure : 50 grammes de fleurs dans ½ litre d'huile d'olive vierge non fruitée. Ensuite faire macérer 24 heures avant de filtrer avec soin. S'utilise en légers massages des endroits douloureux, 2 à 3 fois par jour.

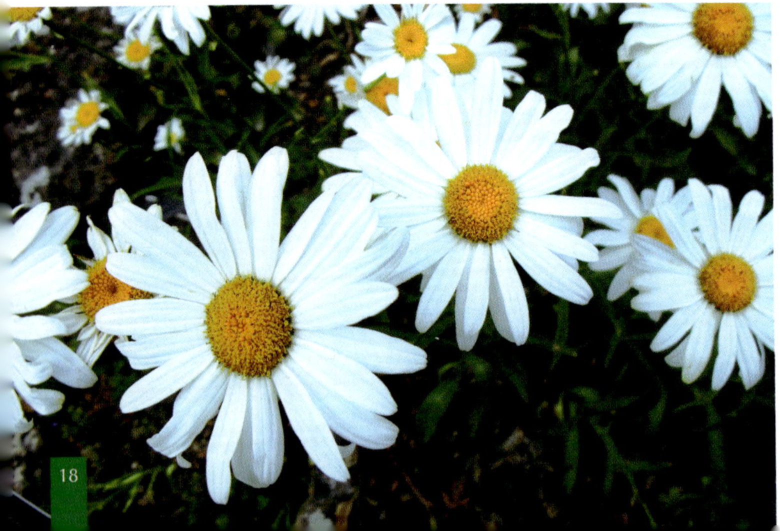

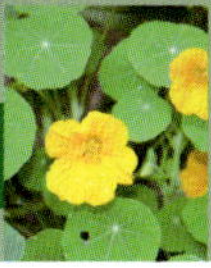

La Capucine
(Tropœolum majus)

Noms populaires : Cresson du Pérou – Cresson du Mexique – Cresson d'Inde – Capuce de moine – Sanguine.

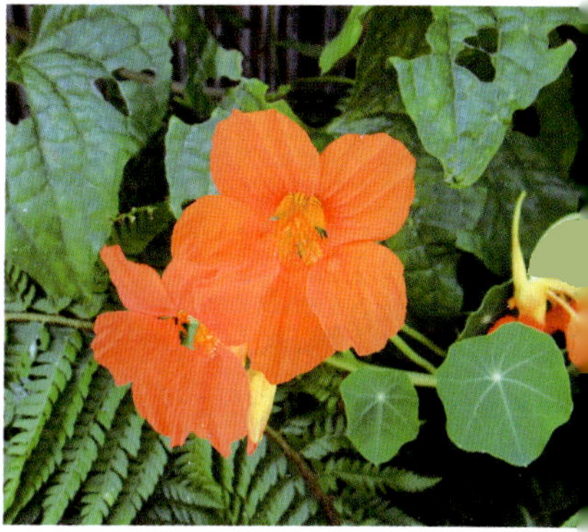

La capucine originaire du Pérou et du Mexique était une plante vivace, mais en s'acclimatant en Europe, elle est devenue annuelle. On a crû voir dans ses pétales un casque avec des armes et une espèce de bouclier dans sa feuille : de là son nom latin de *tropœolum* signifiant : « petit trophée ». Son nom courant provient de « capuce » en raison de la forme de son calice ressemblant à un capuchon renversé de moine.

Dans son ouvrage de référence : « Les Épices » paru en 1987, le professeur Pierre Delaveau relate que « la capucine fut importée du Pérou à la fin du XVIe siècle » par les Conquistadors qui l'avaient appelée : « la fleur sanglante du Pérou ». Elle fut d'abord cultivée en Hollande dans le jardin du comte de Bewerning. « Elle est également signalée par Charles de l'Écluse –dit Clusius- dans « Le beau jardin de Samuel du Mont, parfumeur du Roy très Chrestien Henry IV, Roy de France et de Navarre ». À partir du XVIIIe siècle, la capucine est mentionnée dans les traités d'apothicaires en tant qu'antiscorbutique, pectorale, dépurative du sang. En 1858, le docteur Cazin, dans un de ses comptes-rendus médicaux, écrivait : « Le suc exprimé de la capucine délayé dans du petit lait est bénéfique dans le traitement de la bronchite, il fait diminuer la toux, l'expectoration, les sueurs et fait revenir les forces et l'appétit… ».

Dans le passé, en usage externe, la capucine était parée de vertus cicatrisantes. Ainsi

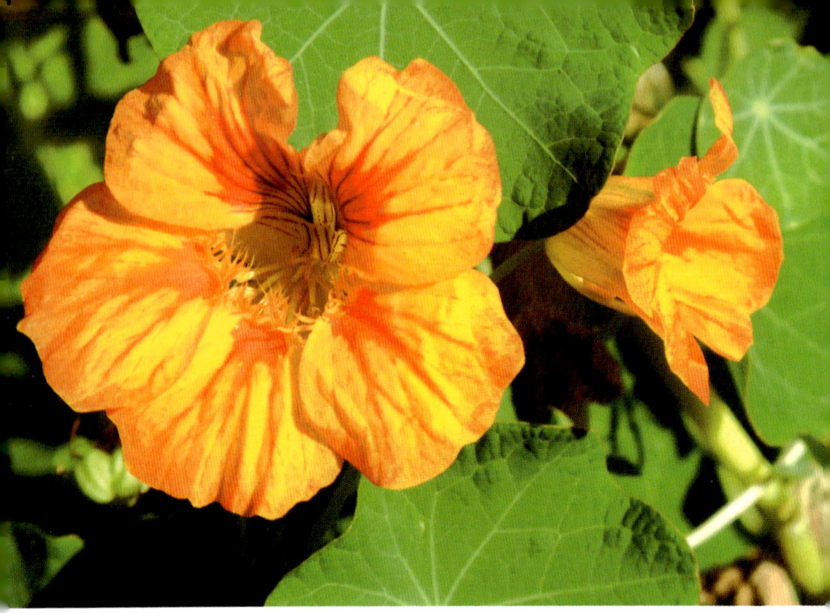

Nicolas Lémery, l'apothicaire du roi Louis XIV, relate en 1714 dans : « Traité Universel des Drogues Simples » que : « M. Monardes dans son « Histoire des Drogues » parle d'un certain cresson qu'il a apporté du Pérou, dont le suc instillé sur les playes fraîches et l'herbe pilée et appliquée dessus les guérissent en les cicatrisant aussi bien que le ferait. l'Herbe à la Reine ou *Nicotiana* (nom ancien du tabac) et, également garnit de poils les parties pelées... ».

De nos jours, d'après le docteur Henri Leclerc dans son « Précis de Phytothérapie » : « La capucine mérite l'attention en tant que topique du cuir chevelu et s'avère très efficace pour prévenir la chute des cheveux et stimuler la vitalité du bulbe pileux... ».

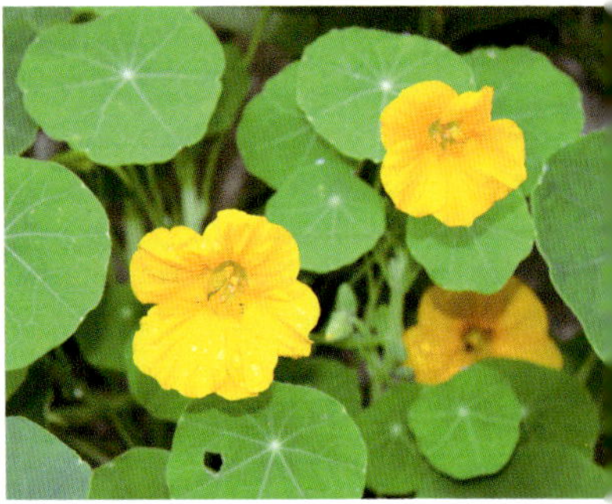

Parties utilisées :

les fleurs, les feuilles, les graines encore vertes, les semences.

PROPRIÉTÉS :

Usage interne.

Les semences sont pectorales, toniques, laxatives.

Décoction. 1 cuillerée à café de semences pour 1 tasse d'eau froide. Laisser bouillir 5 minutes. Infuser 10 minutes. Filtrer. Prendre 1 à 2 tasses par jour pendant 2 semaines.

Recommandation :

les semences étant laxatives, cette recette est interdite aux personnes ayant les intestins fragiles.

Usage externe :

Lotion capillaire : pour fortifier le cuir chevelu. Laisser bouillir 15 minutes une grosse poignée de feuilles et de fleurs et 2 cuillerées à soupe de semences dans 1 litre d'eau de source. Filtrer après total refroidissement

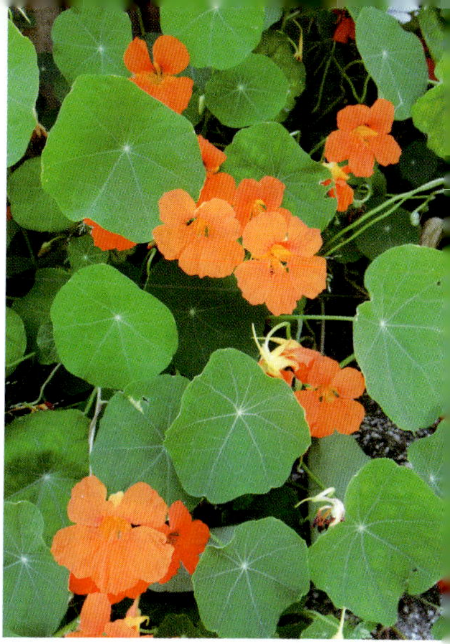

et conserver le liquide dans une bouteille hermétique dans laquelle seront ajoutées 10 gouttes d'huile essentielle de géranium. Utiliser cette lotion en friction quotidienne du cuir chevelu.

On emploie également les fleurs de capucine pour aromatiser les salades ; ses petits boutons et ses graines encore vertes, se confisent dans du vinaigre comme les câpres. *Pour réaliser ces recettes, il est obligatoire de se procurer semences et plantes cultivées sans pesticide et engrais chimique.*

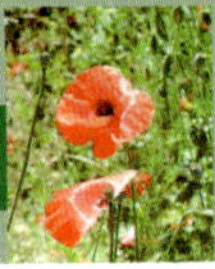

Le Coquelicot
(Papaver rhœas)

Noms populaires : Ponceau – Pavot-coquelicot – Chaudière d'enfer – Pavot des champs – Mahon – Pavot coq – Gravesolle

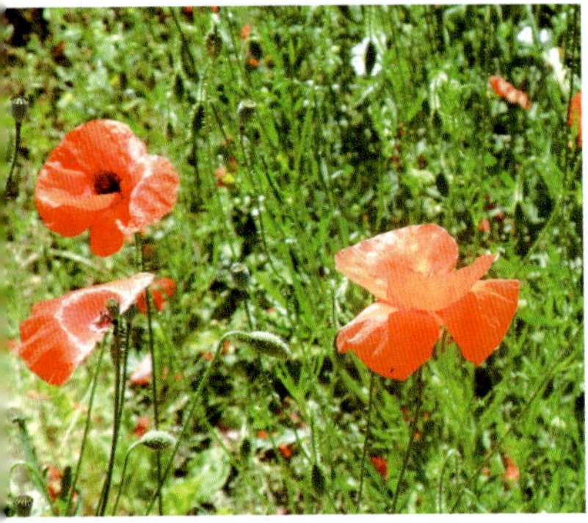

Le coquelicot est une mauvaise herbe poussant en abondance dans le monde entier. Il affectionne les champs de blé, les terrains vagues, les talus ; de la plaine jusqu'à la montagne.

Le mot coquelicot est une altération de « cocorico », car, jusqu'au XIVe siècle, il a désigné le coq, dont la crête rouge-vif rappelle la couleur de cette fleur. Dans la mythologie, il était l'un des attributs de Morphée – le dieu des Songes – qui endormait ceux qu'il touchait avec une fleur de pavot, de son nom a dérivé le mot : « morphine ».

Jean-Baptiste de Vilmorin dans « Le Jardin des Hommes » paru en 1991, relate : « Depuis la Première Guerre mondiale le coquelicot symbolise, en Angleterre, la mort héroïque. À l'enterrement du roi Georges V figurait une grande couronne de coquelicots agrémentée de cette sentence en lettres dorées : *Le chemin du devoir a été le chemin de la gloire…* ».

Le coquelicot est depuis toujours employé en médecine. Au Ier siècle de notre ère, Dioscoride, le médecin – chirurgien de Néron, préconisait la décoction de ses fruits dans du vin contre l'insomnie, de ses graines contre la constipation et de ses fleurs pour calmer l'inflammation des bronches. En 1886, dans son « Traité Pratique des Plantes médicinales indigènes », le docteur F.-J. Cazin écrivait : « Calmant, légèrement narcotique et sudorifique, le coquelicot convient dans la catharre pulmonaire, les fièvres

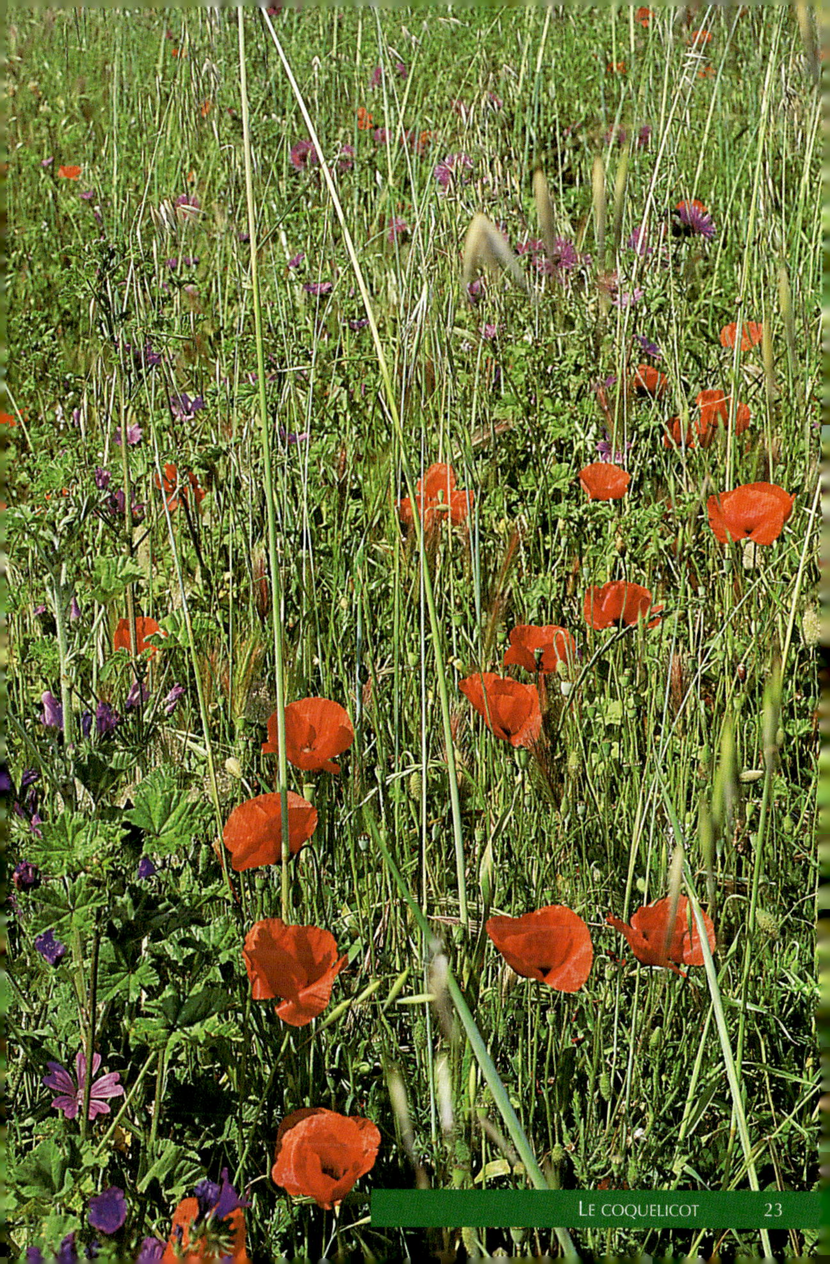

éruptives, la coqueluche, etc... Il est utile dans l'insomnie des enfants et des vieillards, surtout lorsqu'elle est dûe à des quintes de toux... ».

Parties utilisées :

les pétales.

PROPRIÉTÉS :

Usage interne.

Les pétales de coquelicot ont des vertus adoucissantes, calmantes, sudorifiques, sédatives et quelque peu narcotiques. Mais c'est dans le traitement des affections pulmonaires qu'elles s'avèrent le plus bénéfiques. Elles complètent le traitement médical en cas d'asthme, rhume, bronchite, toux spasmodique.

Infusion. Plonger 1 grosse pincée de pétales séchés dans une tasse remplie d'eau bouillante. Laisser infuser 10 minutes. Filtrer. Boire 2 à 3 tasses par jour, sucrées si possible.

Usage externe.

L'infusion de pétales de coquelicot s'utilise tiède en compresses, sur les paupières irritées. En lotions, matin et soir, elle permet de lutter contre l'apparition des petites rides. Refaire chaque jour une nouvelle tasse d'infusion.

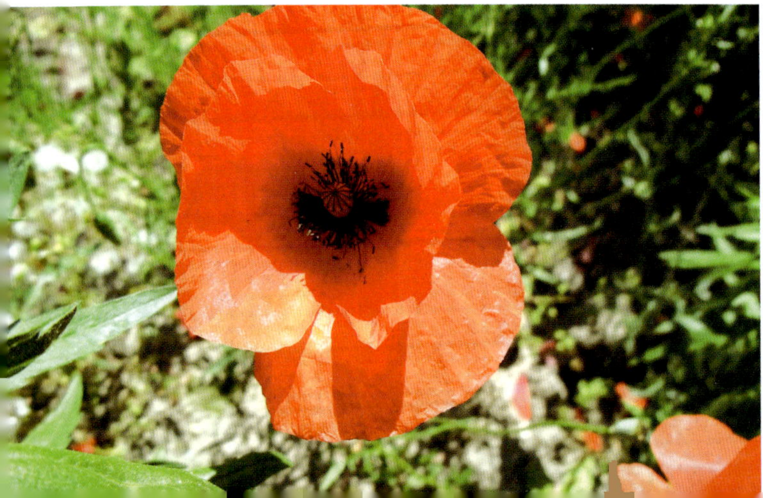

Famille : Labiées

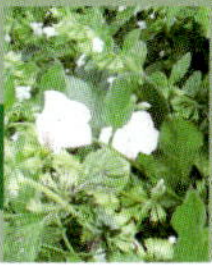

Le Lamier blanc
(Lamium album)

Noms populaires : Lamion – Ortie blanche – Ortie morte – Fausse ortie – Archangélique – Pied de poule .

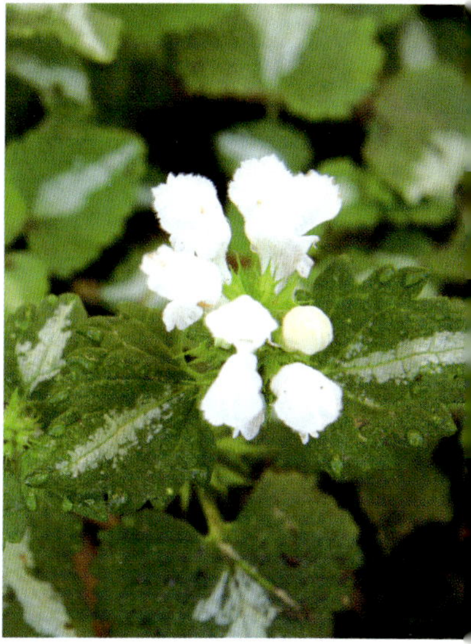

Le lamier blanc, provenant probablement d'Asie occidentale, pousse spontanément dans les champs, les haies, au bord des chemins et près des lieux habités, principalement dans le Centre et le Nord de la France. Cette plante velue, de 20 à 40 cm de haut a de belles feuilles vert - clair ressemblant par leur taille et leur forme, à celles des orties piquantes sans avoir, comme elles, des poils urticants. Il est cependant difficile de reconnaître les deux espèces lorsqu'elles ne sont pas fleuries. Mais, dès la floraison, leur différence s'avère évidente. L'ortie piquante a des fleurs verdâtres, groupées en grappes simples et placées à l'aisselle des feuilles. L'ortie blanche, elle, a de jolies fleurs blanches situées en bouquets, seulement à l'aisselle des feuilles supérieures. Ce sont ses fleurs, assez grandes, dont la corolle semble s'ouvrir comme une gueule de fauve, qui ont valu à la plante le nom de « lamier », en référence à la légende grecque des « Lamies » : créatures monstrueuses de l'Antiquité, que les nourrices faisaient mine d'appeler afin de venir croquer les enfants turbulents.

Parties utilisées :
les fleurs.

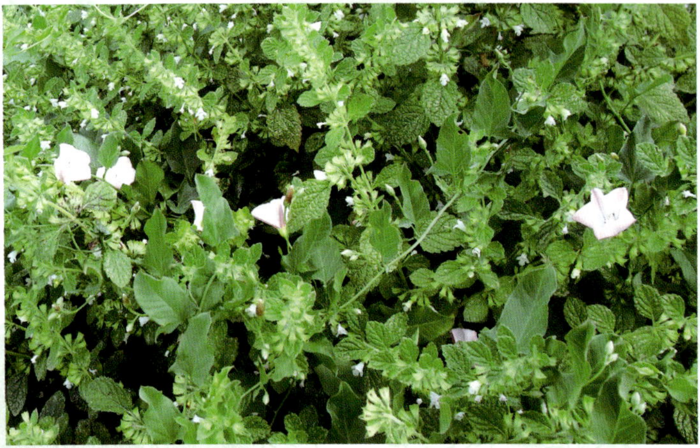

Propriétés :

Usage interne.

Si les fleurs de lamier blanc furent inusitées jusqu'à la fin du Moyen-Âge, elles ont, par la suite, tenu une place de choix dans la médecine populaire grâce à leurs propriétés toniques, dépuratives, diurétiques, cholagogues, anti-inflammatoires, rafraîchissantes et narcotiques. C'est un remède naturel, toujours utile – en complément des traitements médicaux-, pour lutter contre les problèmes circulatoires de la ménopause, règles douloureuses ou abondantes, hémorroïdes, varices, diarrhées, insomnies, cystite, troubles inhérents au prostatisme. À ce sujet, l'abbé – herboriste suisse Jean Kunzle (1857-1954) écrivait, en 1924 dans son ouvrage « L'Art de Guérir » : « Les vieillards qui souffrent de rétention d'urine, trouvent un immédiat et bien-faisant soulagement en prenant quelques tasses de tisane de fleurs de lamier blanc... ».

Infusion. 1 cuillerée à café de fleurs pour 1 tasse d'eau bouillante. Laisser infuser 10 minutes. Filtrer. Prendre en dehors des repas, 2 à 3 tasses par jour, la dernière 1 heure avant le coucher.

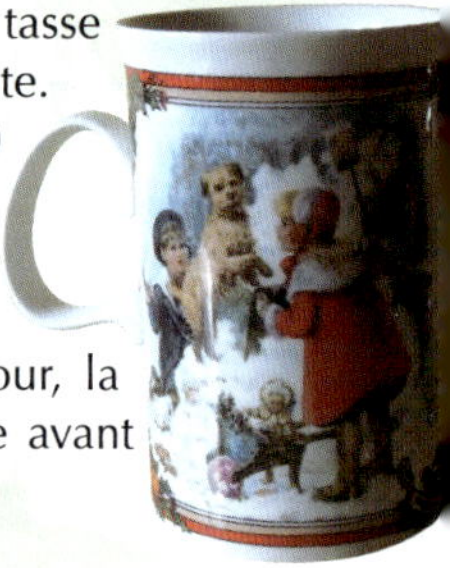

La Lavande officinale
(Lavanda officinalis)

Noms populaires : Lavande vraie - Lavande commune – Lavande femelle – Nard d'Italie – Faux nard – Garde-robe.

La lavande officinale pousse de façon spontanée sur les étendues des pentes sèches, rocailleuses, calcaires du Midi, plus spécialement sur les coteaux du Mont Ventoux, du Vaucluse, Var et Drôme. Ses petites fleurs d'un bleu – violet sont récoltées avant leur plein épanouissement, de juin à août, lorsque la chaleur et la sécheresse de l'été font ressortir leur parfum un peu camphré.

Les Romains de l'Antiquité appréciaient fort cette herbe aromatique – comme le prouve son étymologie : *lavare* signifiant laver, ils l'utilisaient pour aromatiser l'eau des bains, des lessives, réaliser des cosmétiques et des parfums. Ce sont les légionnaires de la Rome antique qui, en l'emportant dans leurs paquetages, répandirent l'emploi de la lavande dans tout le vaste Empire Romain.

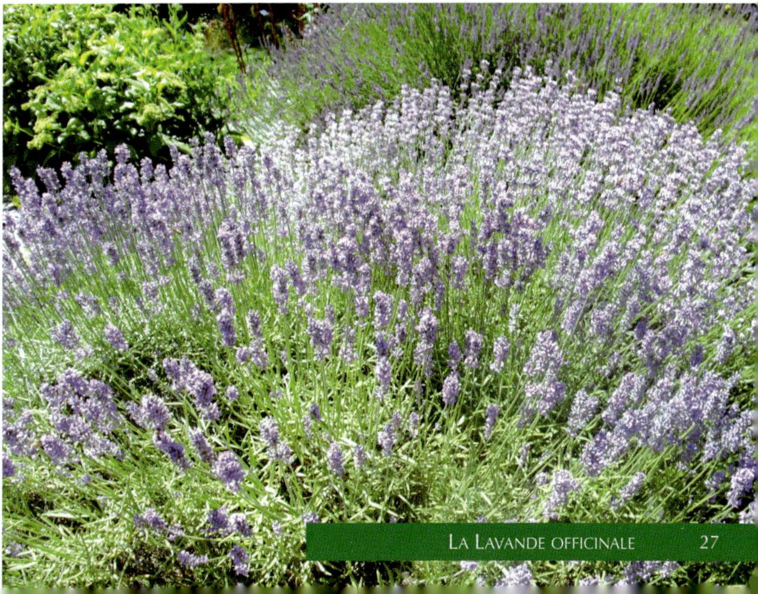

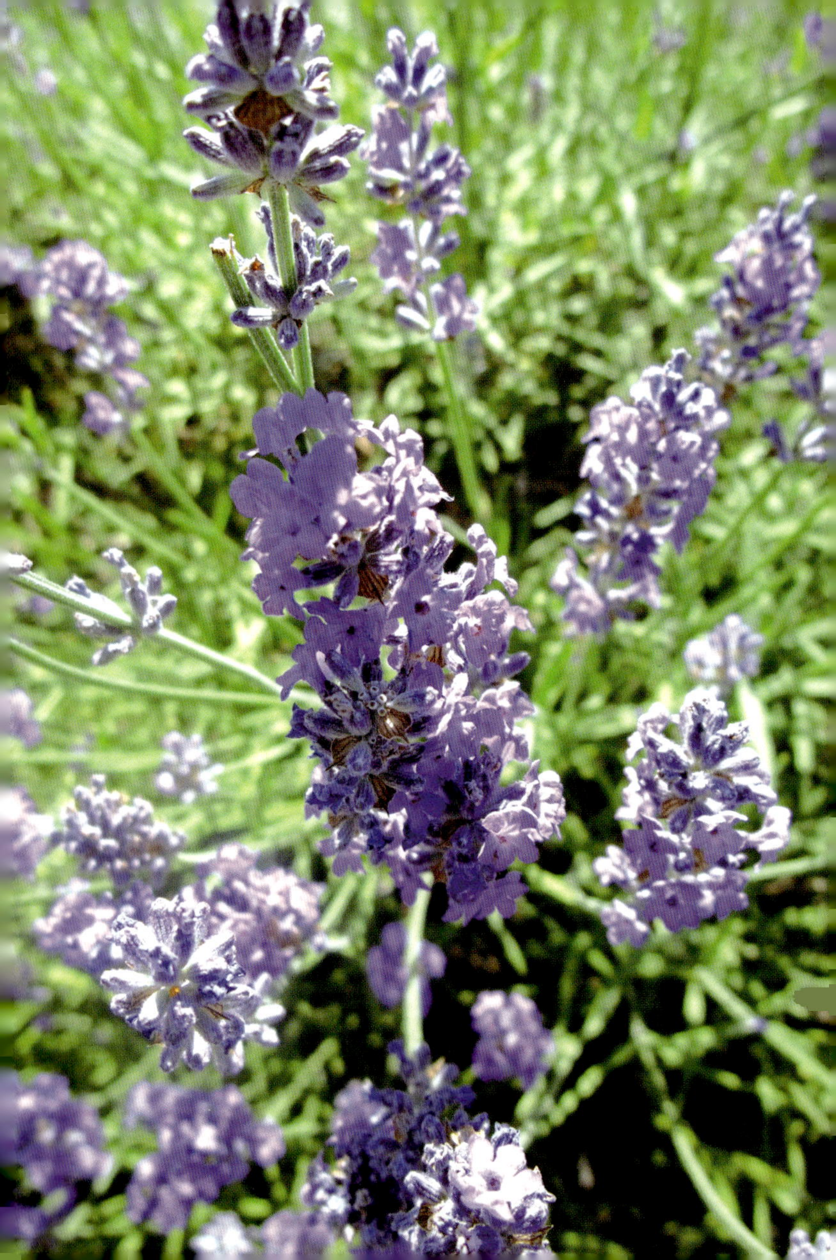

Les propriétés curatives de la lavande sont reconnues depuis toujours. Au XIIe siècle, l'abbesse bénédictine rhénane Hildegarde de Bingen, dans ses traités médicaux, préconisait la lavande contre les troubles pulmonaires, hépatiques, et comme insecticide. Elle écrivait notamment : « ... Les hommes ayant beaucoup de poux, doivent respirer de la lavande et les poux, sur eux, mourront, ... également le parfum de la lavande rend les yeux limpides... ». D'après P.-André Matthiole ; le médecin siennois du XVIe siècle : « La lavande conforte l'estomac, on en use fort pour les maladies du cerveau... La distillation de ses fleurs prise en breuvage sert grandement aux défauts du cœur, rendant la parole à qui l'aurait perdue... ».

Au XIXe siècle, l'abbé Cariot considérait « les sommités fleuries de lavande comme stimulantes, céphaliques, antispasmodiques, indiquées en infusion dans l'extinction de voix, par suite d'indigestion... ». En 1944, le botaniste Paul Fournier dans son « Livre des plantes médicinales et vénéneuses de France », recommandait la lavande contre : « Les troubles du foie, de la rate, le manque d'appétit, flatulences, coliques, vertiges, migraines, palpitations dûes au nervosisme et pour faciliter le sommeil... De même, les bains complets à la lavande s'avèrent calmants contre les douleurs rhumatismales... ».

Parties utilisées :

les fleurs.

PROPRIÉTÉS :

Usage interne.

Les fleurs de lavande sont indiquées contre l'asthme, bronchite, toux, grippe, digestions lentes, météorisme, cystite, règles insuffisantes, migraines, palpitations nerveuses, mélancolie, insomnie, rhumatismes, parasites intestinaux.

Infusion. 1 cuillerée à café de fleurs pour 1 tasse d'eau bouillante. Laisser encore bouillir 10 secondes. Infuser 10 minutes. Filtrer. Contre les troubles digestifs et intestinaux : prendre 1 tasse après les 3 repas, en cure de 2 à 3 semaines. Dans les autres cas : boire 1 tasse à jeun, 1 tasse

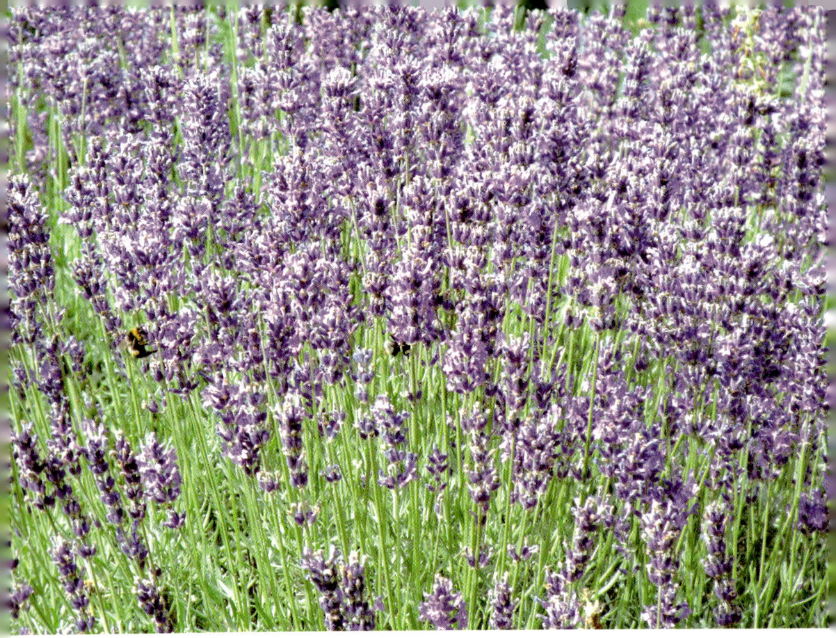

en cours d'après-midi, 1 autre tasse 30 minutes avant de se mettre au lit.

Usage externe.

Décoction. 2 cuillerées à soupe de fleurs pour ¼ de litre d'eau froide. Laisser bouillir 5 minutes. Infuser 15 minutes. Filtrer avec soin. S'emploie en compresses chaudes sur les coups, douleurs rhumatismales.

Huile de lavande. Laisser macérer 48 heures 50 grammes de fleurs dans ½ litre d'huile d'olive vierge non fruitée. Puis faire mijoter à feu doux durant 1 heure et reposer 12 heures avant de filtrer avec soin. S'utilise en applications 3 fois par jour sur les petites plaies, boutons d'acné ; coups de soleil, piqûres de moustique ; en massages sur les bronches, rhumatismes, torticolis.

Des **sachets de mousseline remplis de fleurs de lavande** disposés dans les armoires, parfument le linge et éloignent les mites.

Famille : Liliacées

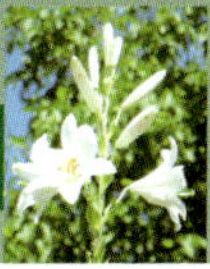

Le Lys blanc
(Lilium candidum)

Noms populaires : Lys de la Madone – Lys de Saint Antoine – Rose de Junon.

Le mot *lilium* ayant donné en français : lis, est l'ancien nom latin de la plante ; *candidum* signifie : pureté, innocence. Les Hébreux le nommaient « schuschan » : couleur blanche, d'où est dérivé le prénom de Suzanne. Le lys est la plus ancienne plante cultivée. On a découvert en Crête un vase datant du XVIIIe siècle avant notre ère, dont la peinture représentait cette fleur. Les Grecs attribuaient la blancheur éclatante de ses pétales à quelques gouttes de lait échappées du sein de Junon - déesse de la Femme et du Mariage, alors qu'elle allaitait Jupiter bébé. Les Romains avaient dédié le lys à Vénus, déesse de l'Amour ; et aux Satyres, à cause de son pistil, ils en avaient fait un symbole de la procréation. Pour les Egyptiens, il symbolisait la résurrection et était associé au dieu Horus. Dans la Bible, le lys est bien souvent mentionné dans l'Ancien et le Nouveau Testament.

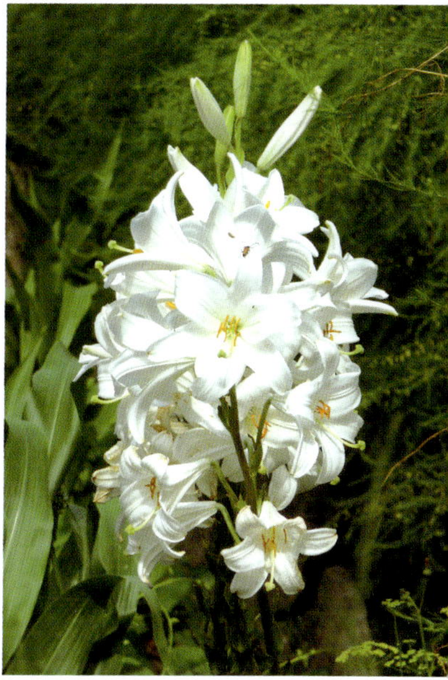

Le lys, symbole de grandeur et de majesté figure sur les armoiries de plusieurs souverains, d'ordres de chevalerie et d'un grand nombre de villes. Il était autrefois l'un des ornements de la Couronne de France. À partir du XIe siècle, dans les romans de chevalerie et pour les troubadours, il représentait « L'Amour Courtois ou la Fin'Amors » : un amour intense, mais irréalisable, où, un jeune et vaillant chevalier partait chanter par monts et par vaux, la pure beauté de la Dame à qui il avait acte d'allégeance. Au XIIIe siècle, Saint Louis portait une bague où était gravée une torsade de fleurs de lys et de marguerites – en hommage à son épouse Marguerite de Provence, avec cette devise : *Hors de cet anneau où pourrions-nous trouver amour ?* Les Chrétiens ayant consacré cette fleur immaculée à la Vierge, nombreux sont les peintres qui ont représenté l'Ange Gabriel, lors de l'Annonciation, offrant un lys à Marie. Parmi les principaux on peut citer Botticelli, Léonard de Vinci, Jacopo Bellini, Philippe de Champaigne, Maurice Denis, etc... Le lys est également l'attribut d'une multitude de Saints et de Saintes, notamment Saint Joseph, Saint Antoine de Padoue, Saint François d'Assise, Sainte Claire, Sainte Cécile. Écrivains et poètes ont également célébré la majestueuse, odoriférante beauté du lys, parmi eux : du Bellay, André Chénier, Alfred de Vigny, Verlaine, Mallarmé, Edmond Rostand, Colette, etc... Quant à Balzac, il a fait de l'émouvante Madame de Mortsauf, l'héroïne du « Lys dans la Vallée ».

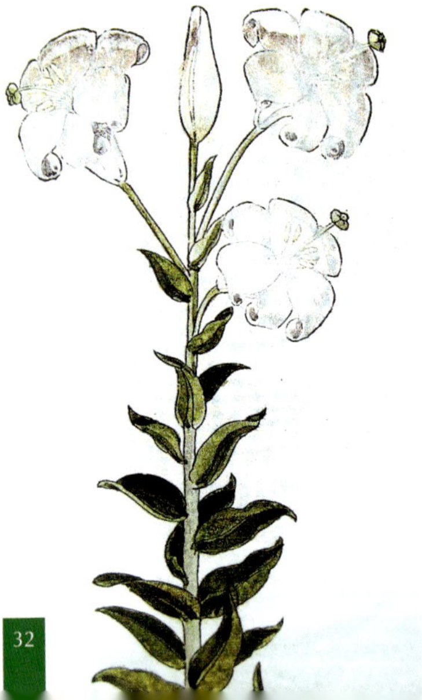

Le lys blanc est depuis l'Antiquité considéré comme un excellent remède populaire. Au début du IXe siècle il figure dans les 89 plantes médicinales dont Charlemagne, dans son « *Capitulare de Villis et Curtis Imperialibus* » impose la culture dans les jardins de ses palais. À cette époque l'abbé allemand Walahfrid Strabon écrivait dans « Le Petit Jardin » : « Si un serpent perfide répand de sa gueule les venins envoyant la mort féroce jusqu'au fond du corps, il est bon d'amollir des bulbes de lys et d'en

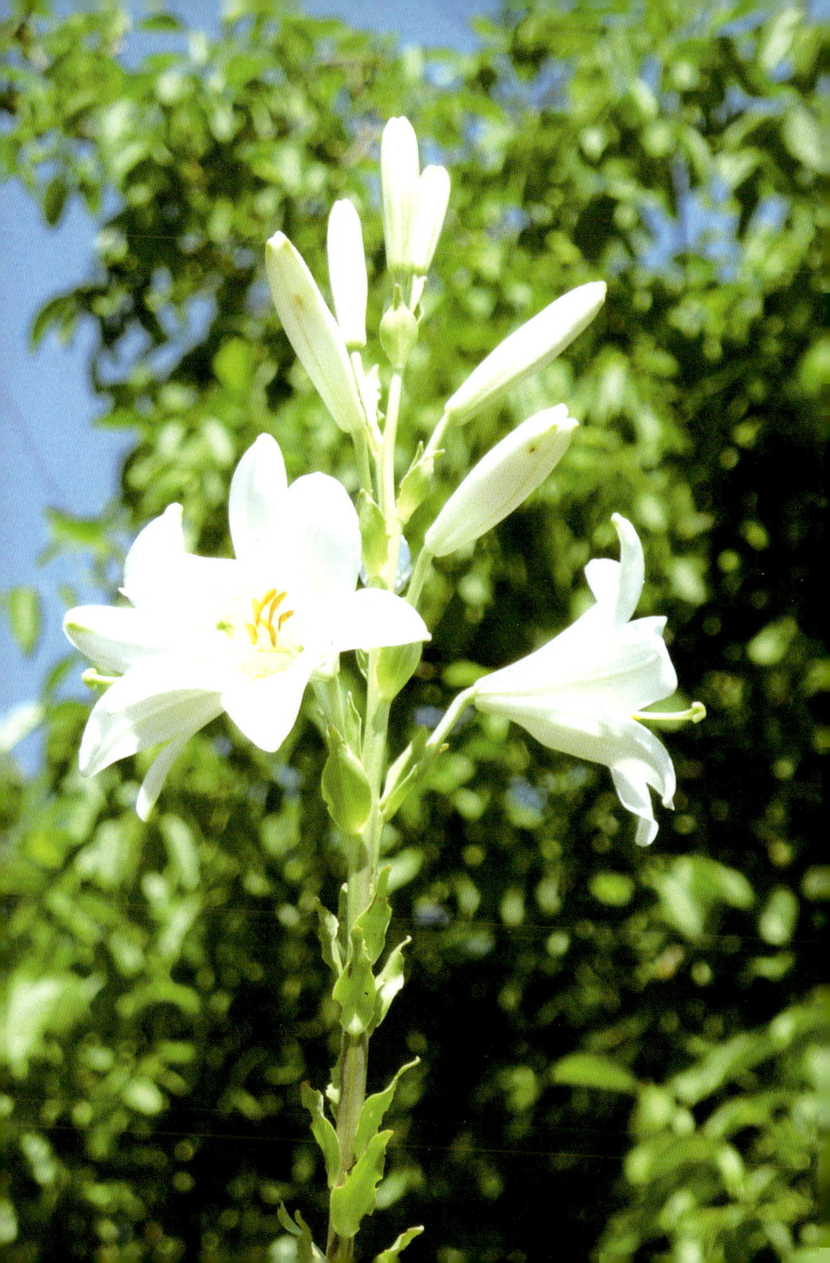

boire leurs sucs dans du vin... ». En 1691, Monsieur De La Haye dans le « Médecin Sincère » déclarait : « L'Écriture Sainte a exalté le lys en prévoyant qu'un jour le Ciel en devrait former le sceptre et la couronne des Rois de France. [...] Son oignon cuit sous la cendre fait mûrir les clous (furoncles)... ».

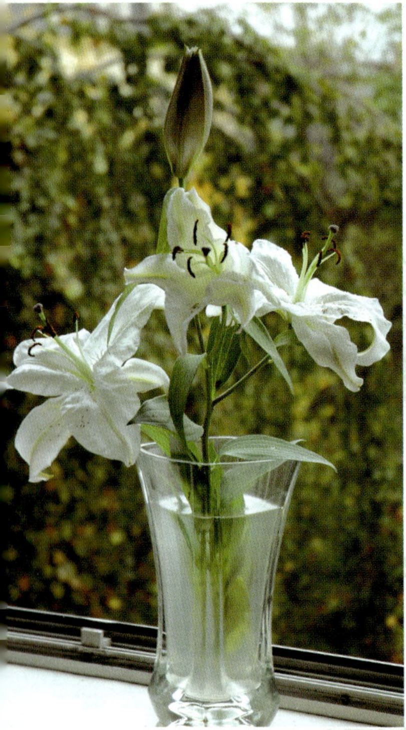

photo J.-P. Gisserot

Parties utilisées :

les pétales.

PROPRIÉTÉS :

De nos jours les pétales et les bulbes de lys blanc font toujours partie des vieux remèdes de la pharmacie familiale. En 1948, le Docteur Pierre Fournier dans « Le Livre des plantes médicinales de France » recommande, pour calmer les inflammations, l'usage des oignons de lys cuits, soit sous la cendre ou dans du lait, ou de l'eau, ou écrasés et réduits en pommade avec du saindoux fondu.

En 1972, le Docteur Jean Valnet dans son ouvrage de référence « Phytothérapie » préconise d'appliquer sur les brûlures légères des pétales frais de lys blanc imbibés d'huile d'olive vierge.

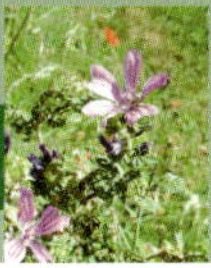

Famille : Malvacées

La Mauve sauvage

(Malvia sylvestris)

Noms populaires : Grande mauve – Fausse guimauve – Herbe à fromage – Petit fromage – Fromageon – Fouassier.

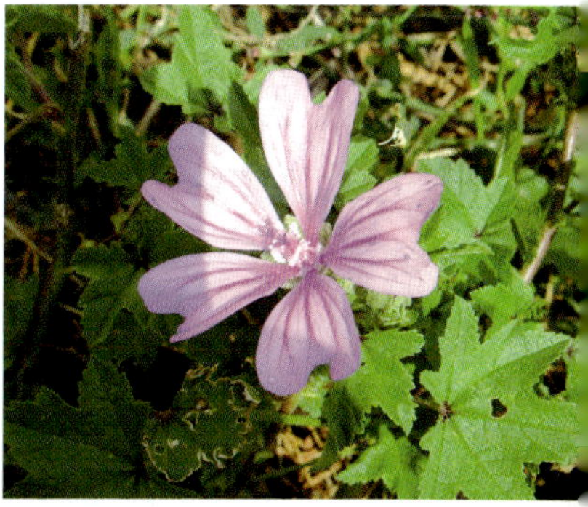

Le mot *malvia*, d'où a dérivé en français : mauve, est le très ancien nom latin de plusieurs espèces de malvacées, il pourrait s'apparenter au mot grec : « malakos » c'est-à-dire : mou. Ses appellations populaires de « petit fromage » et de « fromageon » lui ont été données jadis par les enfants de la campagne qui aimaient manger ses jeunes fruits ronds, sous le nom de « fromageots ».

La mauve pousse à l'état sauvage dans les terrains vagues, les cultures, les bords de chemins, etc... Ses jolies fleurs roses – violacées, veinées de pourpre s'épanouissent durant l'été.

La mauve a été cultivée depuis la plus lointaine Antiquité comme le prouvent les tas de graines découvertes dans les stations préhistoriques de la dernière époque glaciaire. Pour les Anciens elle était plus estimée pour ses qualités nutritives que pour ses propriétés médicales. Les Romains mélangeaient ses jeunes pousses à leurs plats les plus délicats. Les Egyptiens et Grecs en étaient également très friands. Le mathématicien – philosophe Pythagore et ses disciples la considéraient comme une plante symbolique et sacrée, en raison de son héliotropisme lui faisant orienter sa fleur vers le soleil. Ils la disaient propre à maîtriser les passions et à procurer la liberté de l'esprit... et du ventre ! L'homme politique Cicéron en consommait au point d'en avoir des indigestions. Plus tard, le poète Martial avouait en faire une cure après chaque festin ou libation afin de se désengorger le foie.

À partir du Moyen-Âge la mauve est alors parée des vertus

curatives les plus diverses. Au début du IXe siècle, Charlemagne dans son « *Capitulare de Villis et Curtis Imperialibus* » en imposa la culture dans ses domaines impériaux et dans les jardins des monastères. Dès lors, elle fut indiquée contre la somnolence, les maux de tête, les maladies des reins, les hémorragies et comme contrepoison. Comme laxatif, on consommait ses jeunes pousses pelées et cuites, assaisonnées à l'huile et au vinaigre. Au XVIe siècle, le prêtre – botaniste Hieronymus Bock déclarait : « Quiconque boit chaque jour une potion de suc de mauve est garanti contre toute attaque de maladie pour la journée... ». En 1691, Monsieur De La Haye médecin royal écrivait dans « Le Médecin Sincère » : « Si l'on souhaite vivre en santé que l'on prenne six dragmes (c'est-à-dire environ 20 grammes) de jus de mauve le matin à jeun, cette recette est aussi profitable à ceux qui ont été mordus par un chien enragé ».

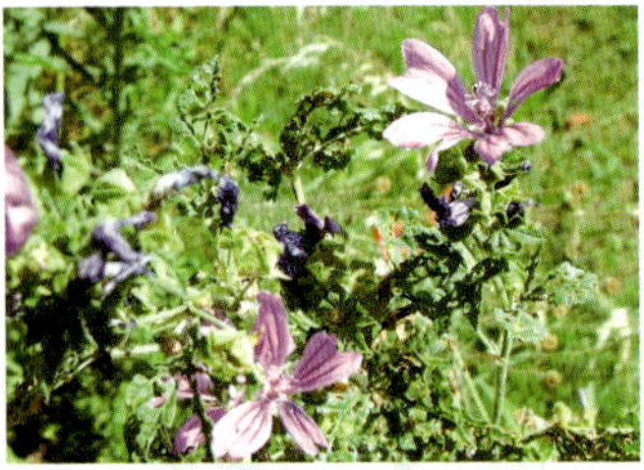

De nos jours, les fleurs de mauve sont encore considérées comme pectorales, béchiques, émollientes, calmantes, laxatives.

Parties utilisées :

les fleurs.

PROPRIÉTÉS :

Usage interne.

Rhume, asthme, bronchite, toux, grippe, colite, constipation.

Infusion. 1 cuillerée à soupe de fleurs pour 1 tasse d'eau bouillante. Laisser infuser 10 minutes. Filtrer. Prendre 3 tasses bien chaudes chaque jour - sucrées si possible-, en cure de 2 à 3 semaines.

Usage externe.

Les fleurs sont employées contre la laryngite, aphtes, stomatites, irritation des paupières, peau sèche ou couperosée. L'infusion de fleurs de mauve tiède et très soigneusement filtrée, s'utilise en bains de bouche, gargarismes, compresses, lotions. Refaire une nouvelle infusion tous les jours.

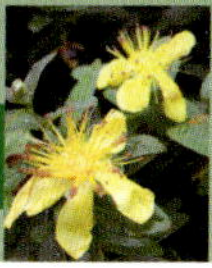

Famille : Hypéricacées

Le Millepertuis
(Hypericum perforatum)

Noms populaires : Millepertuis perforé - Herbe à mille-trous – Herbe percée – Herbe de Saint Jean – Chasse diable – Herbe aux piqûres – Trucheran jaune.

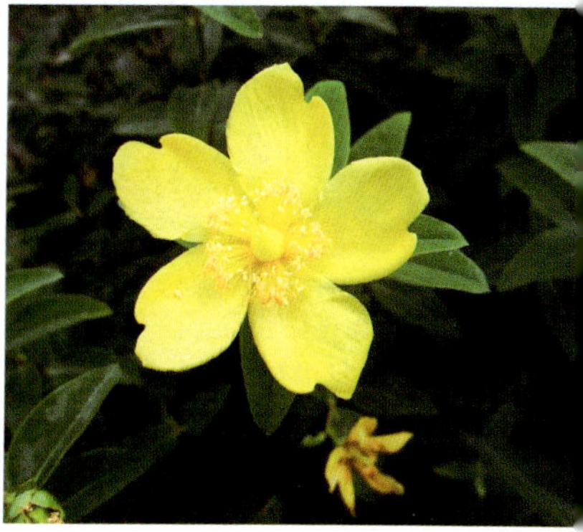

Le millepertuis, très commun en France, est une plante vivace poussant spontanément dans les terrains secs, incultes, en bordure des chemins, dans les bois peu touffus. Ses petites feuilles, d'un vert assez vif, sont parsemées de nombreux points transparents dûs à des vésicules translucides remplies d'huile essentielle. Par transparence elles apparaissent comme criblées de minuscules petits trous. Ses fleurs jaune d'or, dont l'épanouissement ne dure qu'une journée, ont un calice et des pétales renfermant de minuscules glandes semblables à des points noirs secrétant un suc rouge – brunâtre, facile à exprimer.

Le millepertuis fut, à partir du XIIIe siècle, considéré comme une grande herbe magique. Les médecins occultistes l'appelaient *Fuga doemonum* à cause de son odeur prononcée d'encens, ayant, d'après eux, le pouvoir de faire fuir les mauvais esprits. Pendant des siècles, il servit, en Europe, à des rituels de désenvoûtement pour exorciser les possédés du démon. Le botaniste Pierre Fournier dans son : « Livre des plantes médicinales de France » signale : « Le nom d'herbe de Saint-Jean n'apparaît que vers le XIVe siècle et repose vraisemblablement sur l'observation que la plante est dans son plein éclat le jour de la Saint – Jean ». Dans de nombreuses provinces, ce matin-là, on cueillait des tiges de millepertuis que l'on passait par trois fois à travers le feu rituel, le

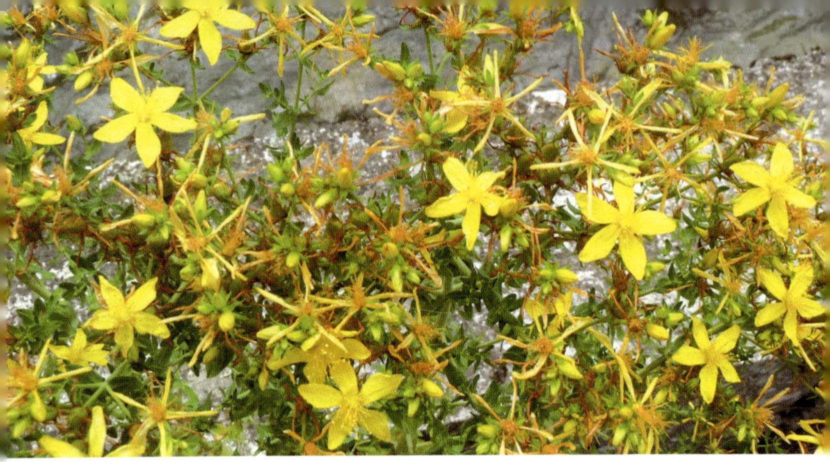

soir venu. Puis, ces bouquets entrecroisés étaient fixés aux portes des maisons et des étables où ils préservaient hommes et bêtes des maléfices, jusqu'à la prochaine Saint-Jean.

À partir du XVIe siècle, à cause du suc rougeâtre, secrété par les minuscules glandes de ses fleurs, semblable au sang, le millepertuis, en vertu de la Théorie des Signatures – très en vogue à cette époque -, acquit une grande réputation de cicatrisant. Au XVIIIe siècle le pharmacien Moyse Charas, dans sa « Pharmacopée royale, galénique et chimique » préconisait l'huile de millepertuis comme : « Baume excellent pour atténuer, apaiser toutes douleurs venant du froid, et celles de la goutte. Elle consolide les plaies, guérit les brûlures… ». Dans son « Abrégé de l'histoire des plantes usuelles », J.-B. Chomel, médecin ordinaire du roi Louis XV, fait du millepertuis une plante capable de guérir bien des maux. Il écrivait : « Nous avons peu de plantes plus communes dans les bois, d'un usage plus familier que le millepertuis. On le donne intérieurement pour pousser le sable et les urines, faire mourir les vers, dissoudre le sang caillé par coup ou chute et soulager les prétendus possédés, ou maniaques d'où son nom de *Fugadomonum*. On l'emploie extérieurement pour les blessures, contusions, goutte, rhumatismes et tremblements des nerfs ». Quant à Marat, médecin et fondateur du journal politique « L'Ami du Peuple », il affirmait que « le millepertuis était apte à tout guérir ».

Parties utilisées :

les sommités fleuries.

PROPRIÉTÉS :

Le millepertuis est de nos jours encore paré de nombreuses vertus. Il est employé contre le manque d'appétit, la pesanteur d'estomac, l'engorgement du foie, les affections pulmonaires : asthme, bronchite ; maux de tête ; les différents troubles inhérents à la pré ménopause ; cystite.

Usage interne.

Infusion. 1 cuillerée à café de sommités fleuries pour 1 tasse d'eau bouillante. Laisser bouillir encore 3 minutes. Infuser 10 minutes. Filtrer. Prendre 1 tasse le matin à jeun, 1 autre tasse avant les 2 repas. Cure de 3 semaines.

Vin aux sommités fleuries de millepertuis : pour stimuler les fonctions digestives. Laisser macérer pendant 1 semaine, 1 poignée de fleurs dans 1 litre d'excellent vin blanc sec. Agiter tous les jours le bocal, puis filtrer avec soin. Boire la valeur d'un verre à Bordeaux de ce vin avant les 2 repas. Cure d'une bouteille.

Usage externe.

L'huile de millepertuis est bénéfique pour hâter la cicatrisation des petites plaies et brûlures superficielles, soulager les douleurs de contusions ; lumbagos ; rhumatismes. Elle est vendue, librement en pharmacies – herboristeries, magasins de diététique.

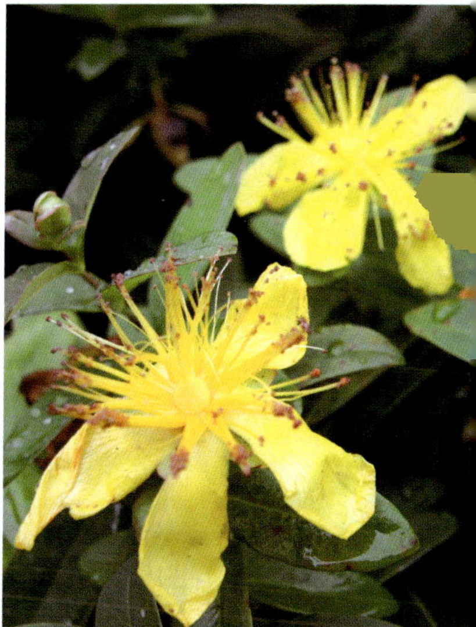

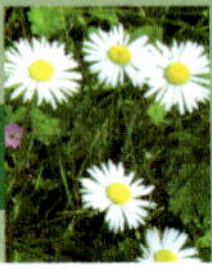

Famille : Composées

La Pâquerette
(Bellis perennis)

Noms populaires : Petite Marguerite – Fleur de Pâques – Pâquerette vivace – Fleur de pâturage.

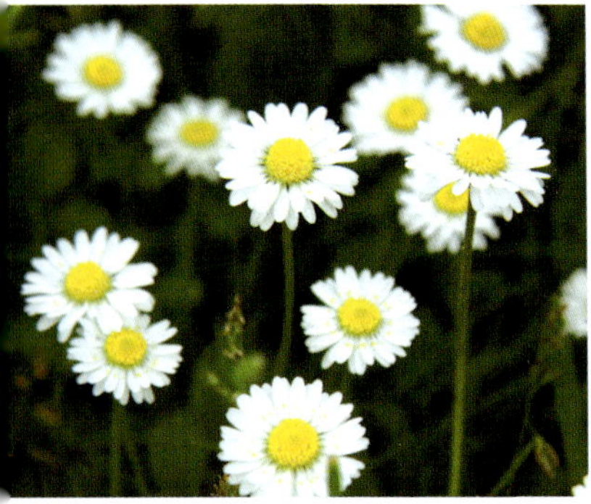

Cette élégante petite plante vivace ornant les près, bords de chemins, allées des jardins, est très résistante au froid, elle peut supporter des températures de -17°. Ses fleurs s'épanouissant de mars à novembre suivent la course du soleil et se referment la nuit, ou par mauvais temps, s'inclinent vers le sol.

Son nom savant de *bellis* pourrait dériver du latin *bellus* signifiant : beau, c'est d'ailleurs sous ce nom qu'elle était connue des Anciens. Quant à « pâquerette », il provient du mot « Pâques », période où elle fleurit en abondance.

La pâquerette n'a pratiquement pas été citée par les médecins de l'Antiquité, mais, à partir du XVIe siècle, elle entre dans bon nombre de recettes populaires. Ainsi, P.-André Matthiole écrivait : « Ses fleurs, employées en lotions sont bonnes pour les fractures du crâne, certains les prônent contre la sciatique ». Pour Nicolas Lémery : « Elle est propre pour arrêter les cours du ventre et les inflammations des yeux ». En 1716, le savant – bénédictin Nicolas Alexandre dans son « Dictionnaire Botanique et Pharmaceutique » reconnaissait qu'elle est : « vulnéraire, surtout aux plaies de la tête et de la poitrine, salutaire intérieurement et extérieurement pour résoudre le sang coagulé par les chutes, plaies, contusions. On recommande en outre cette plante en salade ou en décoction à ceux qui se trouvent mal d'avoir bu trop frais dans les grandes chaleurs… ».

Parties utilisées :

les fleurs.

PROPRIÉTÉS :

Si, de nos jours, la médecine a oublié les vertus de la pâquerette, elle continue cependant, à faire partie des bons remèdes de la pharmacie familiale pour ses propriétés : calmantes, pectorales, diurétiques, sudorifiques et comme stimulant général. Elle s'avère bénéfique lors de bronchite, toux, asthme, laryngite, maux de tête, maladies de peau, dartres, douleurs rhumatismales, surmenage, mélancolie, insomnies.

Usage interne.

Infusion. 1 cuillerée à café de fleurs pour 1 tasse d'eau bouillante. Laisser infuser 10 minutes. Filtrer. Boire 2 à 3 tasses par jour en dehors des repas durant 2 à 3 semaines.

Usage externe.

***Cataplasme* : contre les douleurs rhumatismales.** Faire bouillir pendant 10 minutes 1 poignée de fleurs fraîches dans ¼ de litre d'eau. Égoutter ensuite les fleurs, les laisser quelque peu refroidir et les appliquer en cataplasme chaud sur l'endroit douloureux. Faire 2 à 3 cataplasmes par jour.

Recommandation.

Pour réaliser ces recettes, il est indispensable d'utiliser les fleurs de pâquerettes ayant poussé sans pesticide ni engrais chimique.

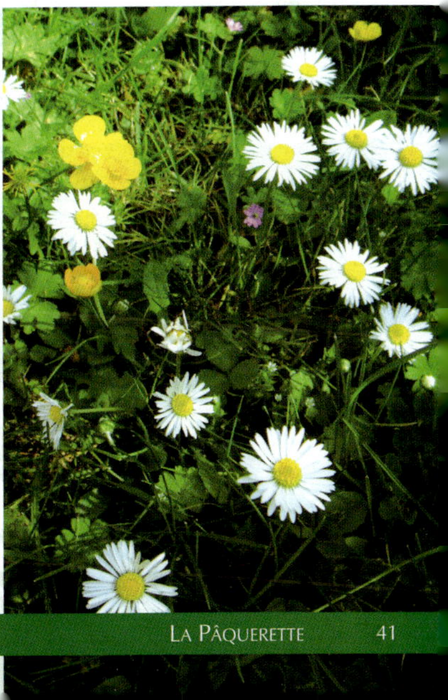

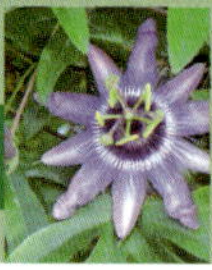

La Passiflore
(Passiflora incarnata)

Noms populaires : Fleur de la Passion – Grenadille bleue.

Le mot de « passiflore » vient du latin *passio* : passion et *flor* : fleur. Le nom de « grenadille » fait référence à son fruit semblable à une petite grenade. Originaire de l'Amérique centrale et de l'Ouest de l'Amérique du Sud, elle était cultivée au Mexique dans les jardins des rois aztèques Moctezuma Ier et Moctezuma II régnant du XIVe au XVIe siècles.

Il existe de nombreuses espèces de cette plante herbacée grimpante, atteignant parfois plusieurs mètres de haut et dont la tige ligneuse s'accroche à son support à l'aide de vrilles. Ses belles fleurs solitaires blanches, panachées de noir, de violet et de pourpre, ne durent qu'un jour. Ses fruits ovoïdes, de couleur jaune – orangé, sont remplis d'une pulpe renfermant de nombreuses graines noires. L'espèce appelée : *passiflora edulis* donne les « fruits de la passion », appréciés aux Antilles sous le nom de grenadilles. La passiflore s'est de nos jours, acclimatée dans le Sud de la France, en Bretagne et en Anjou.

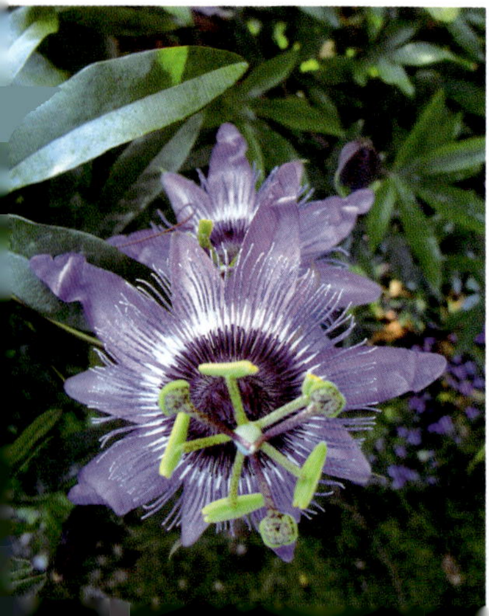

Dans son livre de référence : « Médecine par les plantes » paru en 1982, Jean-Marie Pelt, professeur émérite de biologie végétale et de pharmacognosie à l'Université de Metz, décrit ainsi cette liane : « Elle a été ramenée d'Amérique au XVIIe siècle. Elle frappa prodigieusement l'imagination et connut d'emblée une vogue considérable, la disposition de ses organes floraux simulait les instruments de la Passion de Jésus-Christ. Les missionnaires Jésuites l'utilisaient pour expliquer aux Indiens la Crucifixion : à la base des pétales une couronne de filaments colorés évoque la Couronne d'épines, les sépales et pétales, au nombre de dix, honorent les dix apôtres fidèles..., les cinq étamines ressemblent à des marteaux et symbolisent les cinq blessures, quant aux stigmates ils évoquent la Croix. [...] La signature divine était si évidente que la passiflore connut une vogue considérable pendant plus d'un siècle... ». Fin de citation.

Parties utilisées :

la plante.

PROPRIÉTÉS :

En 1922, le docteur Henri Leclerc signalait dans son célèbre « Précis de Phytothérapie. Thérapeutique par les plantes françaises » : « La passiflore s'acclimate assez facilement en France pour figurer parmi nos drogues végétales indigènes. Elle constitue un excellent remède chaque fois que l'obstacle au sommeil a pour cause l'excitation cérébrale... J'ai montré son efficacité pour remédier à l'insomnie à laquelle sont en proie, si fréquemment, les convalescents de la grippe : elle

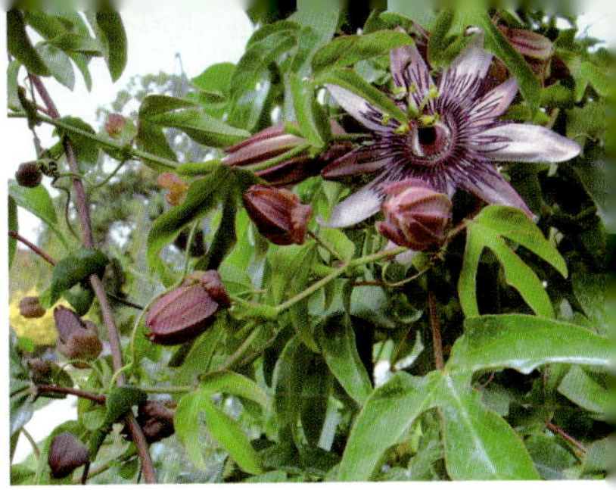

présente le plus grand avantage de provoquer un sommeil se rapprochant de celui de l'individu normal et de n'entraîner aucun effet de dépression nerveuse ; les malades qui en font usage se réveillent dispos, conservant toute leur lucidité, toutes leurs facultés de penser, parler, agir... ».

Quant au docteur Jean Valnet, dans son livre « Phytothérapie », il préconise l'emploi de la passiflore en tant que sédatif et antispasmodique pour lutter contre les insomnies, états nerveux, angoisses, palpitations et les troubles de la ménopause.

Usage interne.

Décoction. 1 cuillerée à café de plante pour 1 tasse d'eau froide. Laisser bouillir 2 minutes. Infuser 10 minutes. Filtrer. Prendre 2 à 3 tasses par jour, entre les repas, la dernière ½ heure avant le coucher.

Famille : Violacées

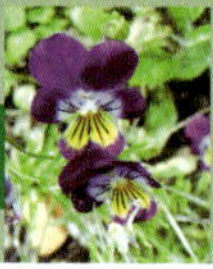

La Pensée sauvage
(Viola tricolor)

Noms populaires : Violette tricolore – Violette sauvage – Fleur de la Trinité – Herbe de la Trinité – Petite Jacée – Pensée des Alpes.

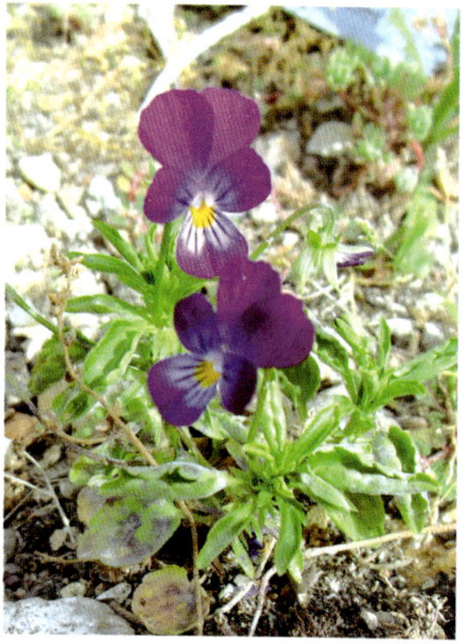

La pensée sauvage pousse dans toutes les régions jusqu'à 2700 m d'altitude. Ses petites fleurs à l'aspect velouté sont violettes, ou jaunes, ou en partie jaune et en partie violette, ou encore tricolores. Elles ne possèdent pas le parfum suave de la violette odorante, autre plante de la famille des violacées.

Au Moyen-Âge, la pensée était appelée « Fleur de la Trinité ». Avec les pâquerettes, fleurs de fraisiers des bois, myosotis et autres fleurettes, elle parsemait les parterres des jardins seigneuriaux, tels qu'on peut les admirer sur les tableaux et tapisseries médiévales, notamment celle de « La Dame à la Licorne ».

Le nom de « pensée » fut employé seulement en 1572 pour cette fleur devenue ainsi symbole du souvenir. En 1948, Paul Fournier dans le « Livre des Plantes médicinales de France » relate : « La pensée sauvage n'a pas retenu l'attention des médecins de l'Antiquité. À partir du XVIe siècle, elle figure dans les thérapeutiques sous des noms très variés : jacée, violette flammée, ou sept couleurs, puis, dans la première partie du XIXe siècle la plupart des ouvrages médicaux de référence ont insisté sur l'efficacité de la pensée sauvage dans le traitement des dermatoses. De nos jours on la considère comme un efficace dépuratif, diurétique et tonique ».

Le docteur Henri Leclerc la préconise contre l'acné juvénile. D'après lui : « Cette plante provoque une recrudescence de boutons, mais il ne faut pas s'en inquiéter, car après cette éruption, les pustules se vident sans laisser de cicatrices... ». Quant au docteur Jean Valnet, il la conseille contre l'eczéma, l'impétigo, les dartres.

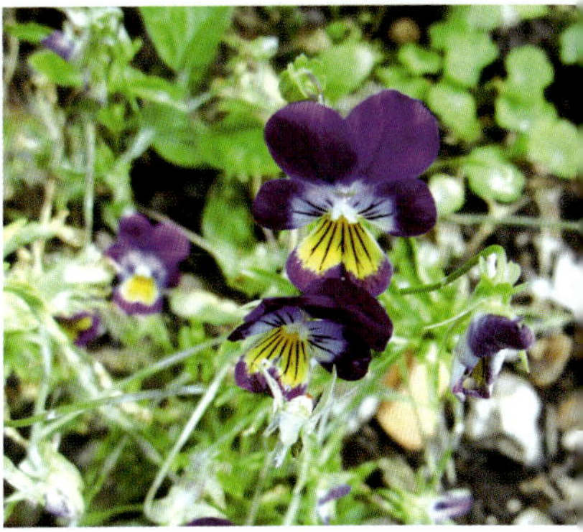

Parties utilisées :

la plante, les fleurs.

PROPRIÉTÉS :

Outre ses vertus dépuratives, décongestionnantes et cicatrisantes, la pensée sauvage est diurétique et s'avère bénéfique dans les cas d'œdème, troubles de la vessie, rhumatismes, arthrite. Il est à signaler que l'infusion de fleurs et la décoction de la plante donnent aux urines une odeur forte rappelant celle du « pipi de chat ».

Usage interne.

Infusion. Plonger 1 cuillerée à café de fleurs dans 1 tasse d'eau bouillante. Laisser infuser 10 minutes. Filtrer. Boire 1 tasse, sans sucre, le matin à jeun, 1 autre tasse avant le repas du soir. Poursuivre la cure pendant 3 semaines. À recommencer, si nécessaire, à chaque changement de saison.

Usage externe.

La décoction de plante utilisée en lotions et compresses facilite l'élimination des petits boutons et éclaircit le teint.

Décoction. 1 cuillerée à soupe de plante pour 1 tasse d'eau froide. Laisser bouillir 2 minutes. Infuser 10 minutes. Filtrer. S'utilise, une fois refroidie, matin et soir sur le visage propre. Refaire tous les jours une nouvelle décoction.

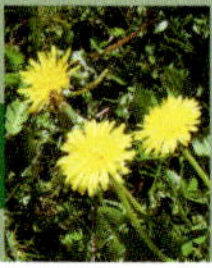

Famille : composées - chicoracées

Le Pissenlit

(Taraxacum dens-leonis)

Noms populaires : Dent de lion – Florion d'or - Pichaulit- Tête ou couronne de moine – Salade de taupe - Laitue de chien - Groin de porc – Chopine - Cochet – Laiteron

Le pissenlit est une plante vivace commune poussant au bord des chemins, les terrains en friche, dans les ruines ; aussi bien en plaine qu'en haute montagne. Ses nombreuses feuilles longues, étroites, profondément découpées sont à lobes inégaux. Du milieu des feuilles, groupées en rosette, s'élève une tige ronde - appelée hampe – légèrement velue, haute d'une quinzaine de centimètres. Elle se termine par une belle et grande fleur solitaire, d'un jaune lumineux, à l'odeur assez agréable. Ces capitules s'ouvrant au lever du soleil pour se refermer à la nuit, seront remplacés par des fruits qui, arrivés à maturité se transforment en boules légères. Ces ombelles duveteuses formées de petits fruits secs (les akèmes) surmontés par une aigrette plumeuse s'envolent, tel un gracieux parachute, au moindre souffle de la bise, permettant ainsi aux graines de parcourir de longues distances. Ces fruits ailés sont populairement surnommés : « chandelle », « bonne nouvelle », « horloge ». Sa souche épaisse, terminée en racine pivotante - de la grosseur du petit doigt -, est brune extérieurement et blanchâtre à l'intérieur. Toutes les parties de la plante sécrètent un suc laiteux abondant, à saveur amère, tachant les doigts en les jaunissant.

D'après le botaniste Paul Fournier le nom latin du pissenlit : taraxacum lui a été donné par les apothicaires de la fin du Moyen-Âge, il pourrait dériver du mot arabe : « tarakhchakon » désignant une autre plante de la famille des « chicoracées ».

Le mot « pissenlit » indique, sans équivoque possible, que nos aïeux l'utilisaient pour augmenter le volume des urines. Son appellation de « dent de lion » se rapporte à la forme des ses feuilles profondément découpées rappelant la mâchoire de ce fauve. C'est l'aspect dénudé de son réceptacle ressemblant, après

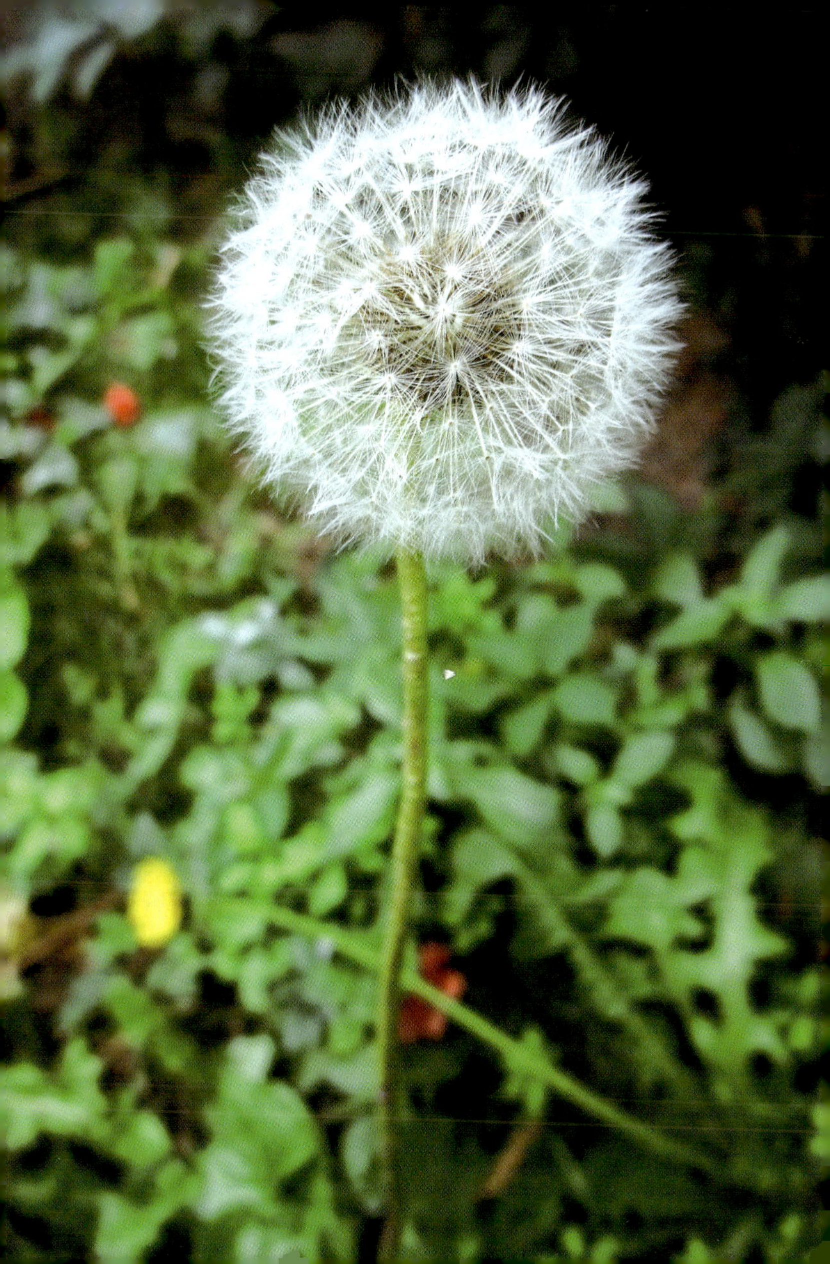

la chute des fleurs, à une tête bien tonsurée de religieux, qui lui ont valu les surnoms de « tête ou couronne de moine ». Une légende veut que le pissenlit soit né de la poussière dégagée par le char solaire d'Apollon. Enfin, le pissenlit a inspiré la devise du dictionnaire Larousse : « je sème à tout vent », illustrée, en 1897, par Eugène Grasset, représentant une jeune femme dispersant de son souffle les aigrettes d'une « chandelle » de pissenlit.

À partir du XVe siècle, les vertus thérapeutiques du pissenlit sont mentionnées dans les traités médicaux de l'époque. Hieronymus Boch – dit Tragus-, médecin, botaniste alsacien, le recommandait comme diurétique puissant. Au XVIe siècle, dans son « Dictionnaire Botanique et Pharmaceutique », Dom Nicolas Alexandre écrivait en 1716 : » Le pissenlit passe pour l'une des

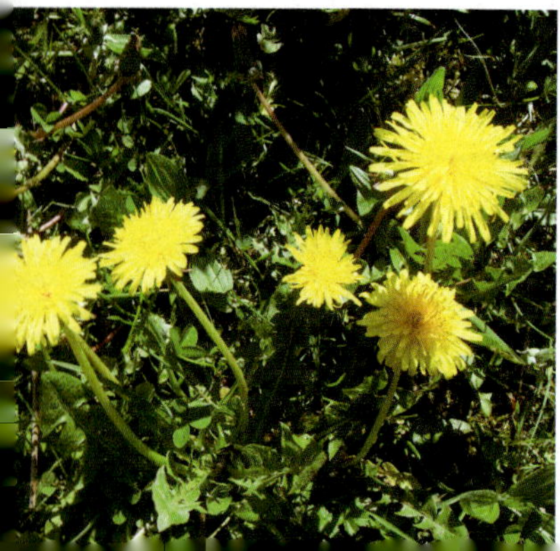

principales plantes hépatiques ayant la vertu de décrasser le sang ». Quant à Étienne-François Geoffroy, médecin professeur de chimie au Jardin Royal, il mentionnait en 1750 dans le tome IV de son « Traité de la Matière médicale » : « Le pissenlit lève les obstructions du foie et des viscères et excite les urines. Pour terminer cette liste, non exhaustive, sur les propriétés curatives du pissenlit, citons le Docteur Henri Leclerc qui, en 1935, dans l'un des ses ouvrages de référence : « Les Légumes de France » déclarait : « … Cueilli dans sa prime jeunesse, alors que ses fleurs tapies comme au fond d'un nid de verdure, sont encore de minuscules boutons que recouvrent les feuilles, le pissenlit fournit la plus exquise des salades, son suc aimablement amer chatouille le travail des glandes digestives et réveille les appétits les plus languissants… ».

Il est à noter que les jeunes feuilles fraîches de pissenlit, provenant de lieux non pollués, puis très soigneusement nettoyées et lavées, renferment des vitamines A – B – C, du calcium, du fer, du soufre, de la silice et du phosphore.

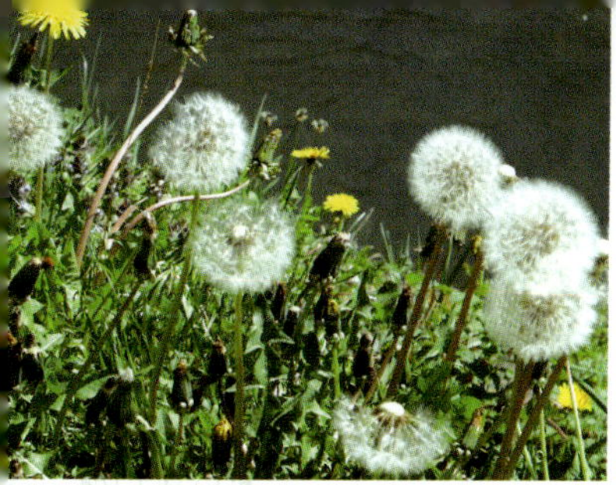

Parties utilisées :
les racines, feuilles, fleurs.

PROPRIÉTÉS :

Usage interne.

Le pissenlit possède des propriétés curatives très variées. Toujours en complément d'un traitement médical, c'est un remède populaire actif contre les problèmes hépato-biliaires sans gravité. Il permet de lutter contre les dermatoses : acné, dartres ; taux de diabète et cholestérol peu élevés ; la goutte, les rhumatismes ; les troubles circulatoires de la ménopause : varices, hémorroïdes, constipation. C'est un régénérateur sanguin, indiqué aux changements de saison, pour aider à décrasser l'organisme de ses toxines et pour éclaircir le teint.

Décoction : 1 cuillerée à soupe de feuilles sèches pour 1 tasse d'eau froide. Laisser bouillir 2 mn. Infuser 10 mn. Filtrer. Boire 1 tasse, sans sucre, avant chacun des trois repas. Recommencer la cure, si nécessaire, après un arrêt d'un mois.

Cure dépurative de changements de saisons :

Décoction : 1 cuillerée à café de racines sèches pour 1 tasse d'eau froide. Laisser bouillir 5 mn. Infuser 20 mn. Filtrer. Prendre 1 tasse à jeun, une autre tasse avant le repas du soir. Cure de trois semaines. On peut édulcorer – sauf contre-indication médicale -, cette tisane au goût amer avec un peu de miel.

Usage externe.

Lotion pour éclaircir le teint :

Plonger une grosse poignée de fleurs fraîches dans 1 litre d'eau minérale froide. Laisser bouillir à feux doux 20 mn. Infuser 1 heure. Filtrer. Conserver le liquide au frais dans un flacon bien bouché. Matin et soir, après la toilette, s'asperger abondamment le visage et le cou avec cette lotion, puis, se sécher la peau avec des mouchoirs en papier. Préparer une nouvelle lotion tous les 5 jours.

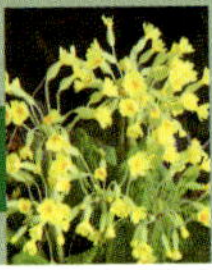

La Primevère officinale
(Primula officinalis)

Noms populaires : Coucou – Fleurs de coucou – Primerole – Printanière – Fleur de printemps – Brayes de coucou – Brairelle – Coqueluchon – Oreille d'ours – Herbe de Saint Pierre – Clé de Saint Pierre – Clé du Ciel – Herbe à la paralysie – Herbe arthritica.

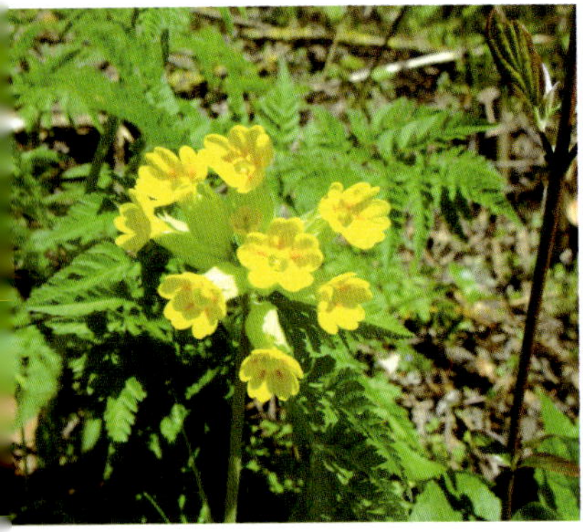

Le nom botanique *primula*, diminutif de *primus* c'est à dire « premier », indique que la primevère est la première fleur du printemps. L'appellation de « coucou » est due à ce que le coucou fait entendre son chant lorsque ces fleurs s'épanouissent. Les anciens noms populaires : « Clé de Saint Pierre » et « Clé du Ciel » signifient que pour nos aïeux, cette plante avait le pouvoir d'ouvrir les portes du printemps.

Il ne semble pas que la primevère ait été connue dans l'Antiquité. À partir du Moyen-Âge elle est fréquemment citée dans les ouvrages des grands maîtres de la médecine. Hildegarde de Bingen la dénomme l'« herbe à la paralysie » et en préconise l'usage, en outre, pour combattre la mélancolie : « Les hommes tristes doivent la garder sur eux, parce qu'elle a la force de repousser les esprits qui les tourmentent et risquent de les conduire à la folie ». Au XVIe siècle, le médecin P.-André Matthiole la vante contre les « débilités du cœur ». À cette époque, sous le nom d'« herbe arthritica », elle était recommandée, en applications sur les articulations rendues douloureuses par les crises de goutte. J.-Baptiste Chomel écrivait en 1737 : « La primevère a la propriété de fortifier les nerfs, de guérir la paralysie, surtout celle de la langue et le bégayement ». En 1948, le botaniste Paul Fournier note : « Les médecins, depuis le début du XXe siècle, lui reconnaissent une action stimulante sur le cerveau, et en même temps le pouvoir de favoriser le sommeil, d'apaiser les migraines et les vertiges, elle peut être utile aussi en début des grippes pour dégager les voies respiratoires et favoriser l'expectoration ; enfin, elle est également légèrement laxative ».

Parties utilisées :

les fleurs et les petites racines.

PROPRIÉTÉS :

Usage interne.

Les fleurs sont analgésiques, antispasmodiques, diurétiques, sudorifiques, pectorales. Elles sont indiquées contre la bronchite, grippe, migraines, névralgies, douleurs d'origine inflammatoire : rhumatismes, arthrose ; stress.

Infusion. 1 cuillerée à café de fleurs pour 1 tasse d'eau bouillante. Laisser encore bouillir 30 secondes. Infuser 10 minutes. Filtrer. Prendre 3 tasses par jour pendant 2 à 3 semaines.

Usage externe.

Huile : contre les douleurs rhumatismales, l'arthrose et les contusions. Laisser macérer pendant 1 mois 20 grammes de fleurs et 20 grammes de petites racines fraîches soigneusement brossées et lavées, dans un bocal contenant ½ litre d'huile d'olive vierge non fruitée. Agiter tous les jours le liquide, puis le filtrer à travers une gaze. S'utilise en légers massages, 2 à 3 fois par jour sur les endroits douloureux.

Recommandation.

Pour réaliser ces recettes, il ne faut jamais utiliser les espèces cultivées de primevères de Chine ou du Tibet – vendues chez les fleuristes - : ces plantes exotiques aux vives couleurs sont très vénéneuses.

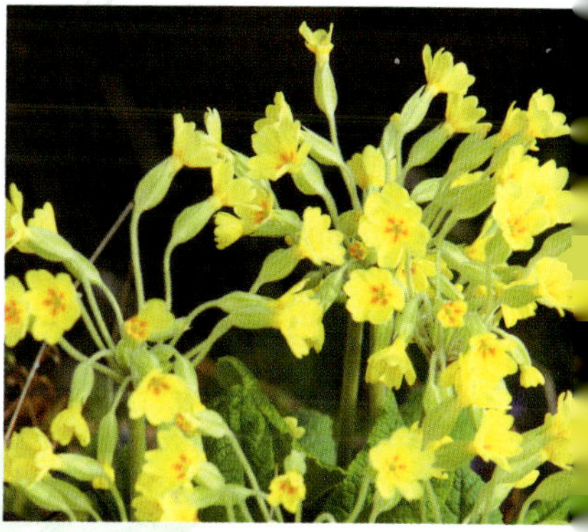

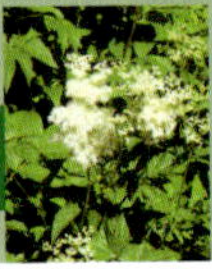

Famille : Rosacées

La Reine des Près
(Spiræa ulmaria)

Noms populaires : Spirée ulmaire – Ulmaire – Belle des Près – Barbe de bouc – Fleur des abeilles – Vignette – Ormière.

La reine des près, grande plante commune répandue dans presque toute l'Europe, poussant en petits massifs, au bord des ruisseaux, des fossés, dans les prairies très humides, doit son nom à la grâce majestueuse de sa haute tige couronnée par des ombelles de jolies fleurs d'un blanc d'ivoire à l'odeur aromatique des plus agréables. Elles s'épanouissent en juillet et en août.

Son nom botanique de *spiræa* s'explique par l'aspect en hélice de son fruit – dit à tort : en forme de spirale. Quant au mot « ulmaire », il rappelle la vague ressemblance de la feuille de cette rosacée avec celle de l'orme, du latin *ulmus*.

On possède peu de renseignements sur les vertus thérapeutiques de la reine des près avant le XVIe siècle. Toutefois, le docteur Henri Leclerc écrit en 1922 dans le « Précis de Phytothérapie » : « Certains médecins de cette époque la faisaient entrer dans la composition de cataplasmes, pommades, contre l'hydropisie et en faisaient aussi un remède miraculeux des douleurs des jointures. […] Au XIXe siècle, des essais cliniques prouvèrent que la reine des prés jouissait de

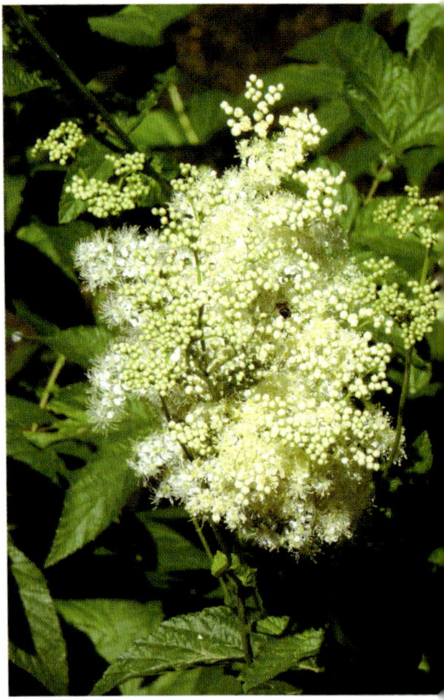

propriétés diurétiques incontestables… ». Le docteur Leclerc apporte également ce témoignage: « … Mon expérience personnelle m'a mis à même d'apprécier les effets diurétiques de l'ulmaire. […] Je la considère comme un excellent adjuvant dans le traitement de la cellulite… ».

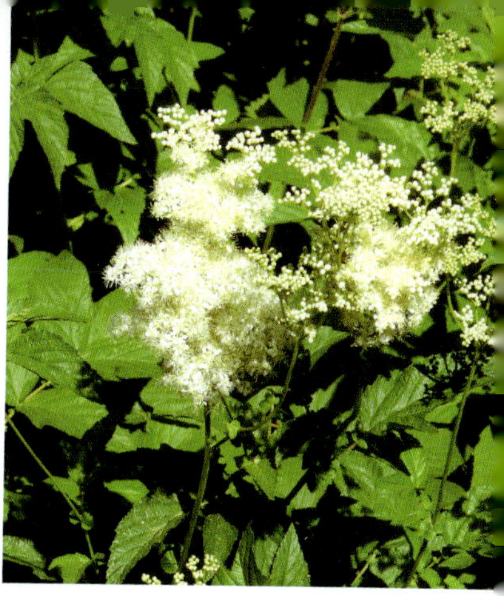

Parties utilisées :

les fleurs et la plante.

PROPRIÉTÉS :

La reine des prés a une action fébrifuge, sudorifique, diurétique, anti-rhumatismale, sédative. Elle soulage les douleurs, fait baisser la fièvre en cas de grippe, affections respiratoires. Toujours en complément d'un traitement médical, elle permet la diminution du taux d'acide urique.

Usage interne.

Infusion. Plonger 1 cuillerée à café de fleurs dans une tasse remplie d'eau à 90°. Laisser infuser 10 minutes. Filtrer. Prendre 1 tasse avant chacun des 3 repas, durant 3 semaines. À recommencer, si nécessaire, après un arrêt d'1 mois.

Recommandation.

L'ébullition fait disparaître les principes actifs des fleurs de reine des près, ***l'eau servant à réaliser les infusions ne doit jamais dépasser 90°.***

Usage externe.

Des compresses trempées dans de la décoction chaude de plante de reine des prés calment les douleurs musculaires, rhumatismales et névralgiques.

Décoction. Plonger 1 poignée de plante dans 1 litre d'eau froide. Laisser bouillir 15 minutes. Filtrer. Refaire une nouvelle décoction tous les jours.

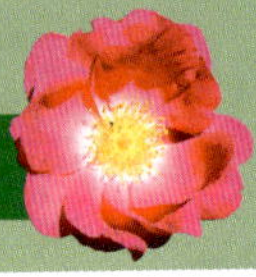

La Rose de Provins : Rose rouge officinale
(Rosa gallica)

Noms populaires : Rose de France – Rose de Champagne – Cocquart – Rose rouge.

Dans l'Antiquité on croyait qu'à la création du Monde, la rose était blanche et inodore, jusqu'au jour où d'après Homère, la déesse Vénus en cueillant cette fleur se piqua à ses épines et quelques gouttes de son sang en teintèrent les pétales. Cupidon - le petit Dieu de l'Amour -, voletant par-là, s'en émerveilla et, déposant un doux baiser au cœur de la belle fleur, la parfuma à jamais.

À l'apogée de leur civilisation, les Grecs aimaient éperdument les roses. D'après eux, elles étaient les filles de la rosée. Anacréon, leur grand poète lyrique du VIe siècle avant notre ère, chantant les plaisirs éphémères, l'appelait : « La joie des mortels et le parfum des Dieux ». Le général et homme d'état athénien Alcibiade se parait plusieurs fois par jour d'une couronne de roses tressée par le meilleur coiffeur de la ville.

Les Romains vénéraient également cette fleur. Au IVe siècle avant J.-C., le poète Ausone fut le premier à donner ce conseil : « Cueille des roses, jeune fille pendant que fleur et jeunesse sont nouvelles, et, n'oublie pas que ton âge s'évanouit comme le leur ». À Rome, lors des repas orgiaques donnés par les empereurs, la rose couronnait la tête des convives lascivement allongés sur des lits ; décorait leurs coupes et jonchait les tables des festins. Les Orientaux ont toujours vécu entourés de roses, ils les croyaient formées de la sueur de Mahomet. Les Hébreux, la tenaient en haute estime et leurs grands prêtres ne dédaignaient pas de s'en ceindre le front. La rose, reine des fleurs, symbole de beauté, d'innocence, de virginité fut, dès le début de la Chrétienté, l'apanage de la Vierge Marie et la « rosa mystica » de l'Église.

La variété appelée rose de Provins ou de Champagne aurait été introduite en France, avec un petit morceau de la vraie Croix, par le Comte de Champagne-Thibaut IV (1201-1254) à son retour des Croisades.

Très réputée au Moyen-Âge pour son délicat parfum et ses nombreuses propriétés curatives, elle était déjà recommandée depuis l'Antiquité par Hippocrate et Dioscoride. Au Ier siècle de notre ère, Pline l'Ancien dans son « Histoire Naturelle » énumérait plus de trente remèdes à base de roses rouges, notamment en bains de bouche contre les douleurs des gencives et mélangées à du vinaigre pour faciliter le sommeil. Au XIIe siècle, le médecin-philosophe Moïse Maïmonide, dans le traitement de l'asthme, préconisait des tisanes sucrées d'hydrolat de roses. Au XIVe siècle, Arnauld de Villeneuve dans son célèbre « Régime de Salerne » rédigé en vers burlesques, écrivait : « Rose, semence, écorce à part, la Rose adoucissante / Contre l'hémorroïde offre une eau bienfaisante / De la colique irritante elle apaise l'accès / À la tête à la bouche obtient double succès… ».

Au XVIIe siècle, le Sieur Pomet « Marchand-Épicier-Droguiste », mentionnait dans son « Histoire Générale des Drogues » : « Les Roses de Provins à cause qu'elles sont fort propres pour fortifier les nerfs ou autres parties du corps affaiblies par des foulures, après

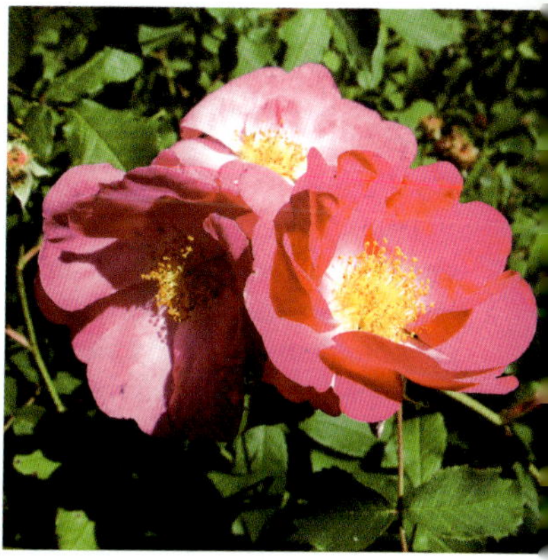

avoir été bouillies dans du vin, ont beaucoup d'usages en médecine ». En 1886, le Docteur F.-J. Cazin notait dans son « Traité pratique et raisonné des plantes indigènes » : « La rose rouge de Provins convient dans les catarrhes, diarrhées, cystites, ophtalmies. L'infusion, le vin, le miel de roses, le vinaigre rosat, s'emploient en lotions, injections, gargarismes, collyres ; comme antiseptique, tonique et resserrant des tissus ». De nos jours, la rose de Provins, fait encore partie des bons remèdes naturels légués par nos grands-mères.

Parties utilisées :

les pétales, les boutons.

Propriétés :

Usage interne.

Pour ses propriétés antiseptiques, astringentes, fortifiantes, les fleurs ou boutons sont utilisés – en complément d'un traitement médical-, contre les diarrhées ; la cystite, les affections pulmonaires, la fatigue générale.

Infusion. Plonger 5 boutons de roses dans 1 tasse d'eau bouillante. Laisser infuser 10 minutes. Filtrer. Prendre 2 à 3 tasses par jour pendant 2 semaines.

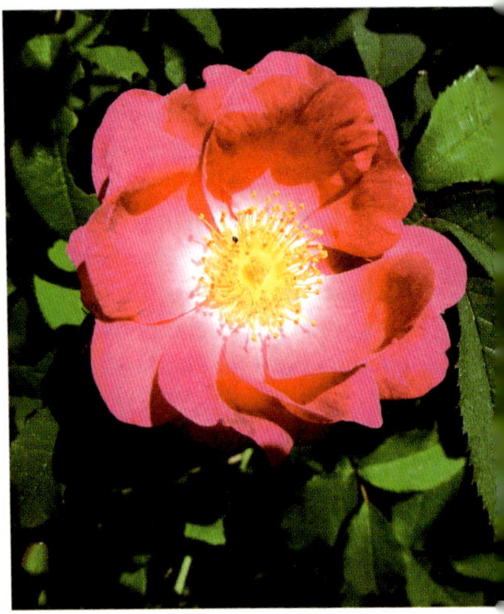

Usage externe.

Cette infusion tiède, soigneusement filtrée s'emploie en compresses ou bains d'yeux en cas de conjonctivite ; en gargarismes et bains de bouche en cas de maux de gorge ou irritations buccales.

Vinaigre rosat : Recette du Docteur Jean Valnet. « Laisser macérer durant 1 semaine, 60 grammes de pétales secs dans 3/4 de litre d'excellent vinaigre de vin rouge. Agiter tous les jours le bocal, puis filtrer avec soin. S'utilise en bains de bouche, gargarismes contre aphtes et maux de gorge, à raison d'1 à 2 cuillerées à soupe de vinaigre par verre d'eau tiède. À faire 2 fois par jour.

Huile adoucissante : pour hydrater les peaux sensibles. Laisser mijoter doucement au bain-marie, 20 grammes de boutons dans 1/4 de litre d'huile d'amandes douces pendant 1 heure en remuant fréquemment la préparation. Faire ensuite reposer 12 heures avant de filtrer avec soin et conserver le liquide dans un flacon de verre hermétique. Cette huile s'emploie, après la toilette, en légers massages du visage et du cou encore un peu humides.

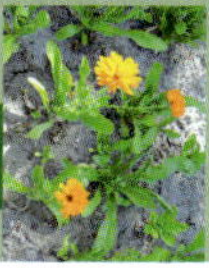

Famille : Composées

Le Souci officinal
(Calendula officinalis)

Noms populaires : Souci des jardins – Souci commun – Grand souci – Fleur de tous les mois – Calendule.

Le nom botanique du « souci » : « *calendula* » a été formé au Moyen-Âge, il provient du mot latin « *calendæ* » signifiant : premier jour du mois. Le nom français du « souci » dérive du bas-latin « *solsequia* » : de « *sol* » : soleil et « *sequi* » : suivre, c'est-à-dire : qui suit le soleil.

Il existe dans nos régions, deux espèces de soucis ayant toutes deux les mêmes propriétés : le souci des champs, poussant dans les prairies mais, qui, depuis l'apparition des pesticides et herbicides sélectifs, a pratiquement disparu. Et le souci des jardins, variété cultivée, ressemblant au souci des champs, mais néanmoins différent par ses feuilles en forme de spatule, ses fleurs plus grandes, plus nombreuses et d'un jaune plus prononcé. La floraison du souci des jardins a lieu de mai à octobre, mais l'épanouissement de ses fleurs dépend de la chaleur et de l'état hygrométrique de l'air ; elles s'ouvrent, puis se ferment, en liaison avec la course du soleil.

Marguerite d'Orléans, l'aïeule maternelle d'Henri IV, avait pris pour emblème un souci tournant son calice vers le soleil avec cette devise : *Je ne veux suivre que lui seul*. Il n'est pas prouvé que les

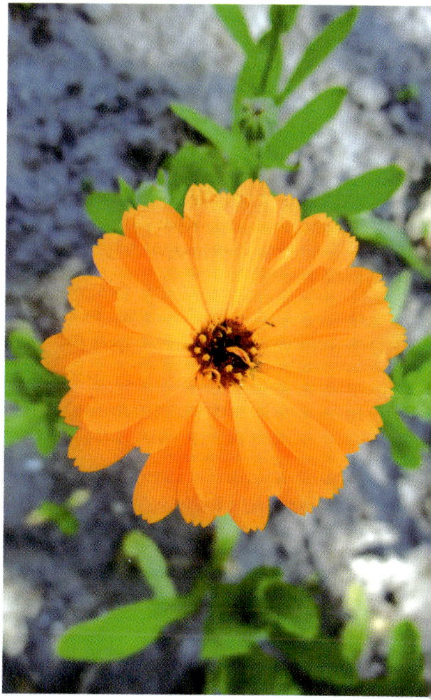

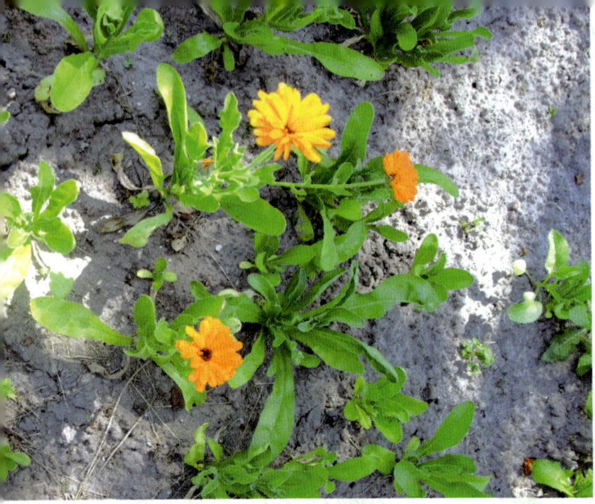

Anciens aient employés le souci à des fins thérapeutiques. Jusqu'au Moyen-Âge il a été souvent confondu avec le pissenlit, dont les fleurs se tournent, également vers le soleil. Mais, à partir du XIIe siècle, il fut d'un usage très fréquent. Hildegarde de Bingen le préconisait – sous le nom de « ringula », contre les troubles intestinaux et l'impétigo du cuir chevelu. Au XIIIe siècle, le moine théologien et physicien Albert le Grand l'indiquait contre les morsures de serpent, les problèmes de la rate et du foie ; D'ailleurs, au XVe siècle, Paracelse – initiateur de la « Théorie des Signatures » -, en avait fait un spécifique de la jaunisse et des maladies hépatiques en raison de la teinte jaune de ses fleurs semblable à la couleur de la bile.

Dans son livre « Jardin des Hommes » - paru en 1991-, J.-Baptiste de Vilmorin relate : « Jadis le souci se trouvait dans presque tous les jardins. Des écrits du XIIIe et XIVe siècles en parlent comme d'une plante banalement présente dans la vie quotidienne. John Gerard, -pharmacien du Roi d'Angleterre, Irlande et Écosse Jacques Ier-, écrit en 1597 dans son célèbre herbier « Herball or historie of plantes » : « Chez certains épiciers et vendeurs d'épices, on trouve des barils pleins de pétales de souci séchés. À cette époque, ils servaient aux préparations officinales, à la confection de potages, à colorer le beurre et le fromage comme on le faisait avec le safran… ». Au XVIIe siècle, P.-André Matthiole cite le souci comme plante cultivée en tant qu'emménagogue, également comme salade : « Propre à faire sortir le flux menstruel en le prenant en breuvage, ou en mangeant quelque temps son herbe fraîche… ».

Enfin, le Docteur Henri Leclerc, dans son « Précis de Phytothérapie » écrit : « L'usage fréquent que j'ai fait du souci m'a prouvé son efficacité comme emménagogue ; en le prescrivant, en infusion, une semaine avant l'époque présumée des règles, on voit souvent ces dernières reprendre leur cours normal, en outre, les symptômes douloureux sont favorablement influencés par la médication… ».

Parties utilisées :

les pétales.

PROPRIÉTÉS :

Usage interne.

Les fleurs de souci sont stimulantes, dépuratives, antispasmodiques, régulatrices des troubles circulatoires, calmantes des douleurs menstruelles et des troubles inhérents à la ménopause. Elles sont aussi indiquées contre les inflammations du tube digestif.

Infusion. 1 cuillerée à café de pétales pour 1 tasse d'eau bouillante. Laisser encore bouillir 10 secondes. Infuser 10 minutes. Filtrer. Boire 1 tasse avant les 2 repas en cure de 3 semaines. En cas de troubles menstruels, commencer la cure 8 jours avant la date présumée des règles, poursuivre cette cure durant toute leur durée. À recommencer, si nécessaire, les mois suivants.

Usage externe.

En médecine populaire, les fleurs de souci sont considérées comme des antiseptiques et des cicatrisants efficaces contre les petites plaies, crevasses, irritations cutanées, etc…

Décoction. Mettre 3 cuillerées à soupe de pétales dans ½ litre d'eau froide. Laisser bouillir 5 minutes. Infuser 20 minutes. Filtrer avec soin. S'utilise tiède en lotions, compresses, bains, sur les petites plaies, boutons d'acné, engelures, coups de soleil. À effectuer 2 à 3 fois par jour. Cette décoction se conserve au frais pendant 24 heures, en refaire ensuite une nouvelle.

Le souci est employé en homéopathie sous le nom de « Calendula » en tant qu'antiseptique, cicatrisant et calmant. Il entre dans de nombreuses préparations pharmaceutiques et de dermo-cosmétologie.

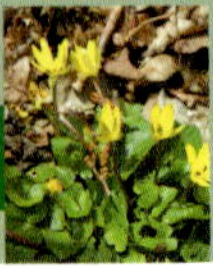

Le Tussilage
(Tussilago farfara)

Noms populaires : Pas d'âne – Pied de cheval – Herbe aux pattes – Taconnet – Herbe de Saint Quirin – Chasse tout – Racine de peste.

Le mot de tussilage, dérivé du latin : « tussis », signifiant : toux et d'« agere » c'est-à-dire : chasser, indiquent sans équivoque les vertus dont la plante fut de tout temps parée. Elle se signale par l'originalité de ses fleurs naissant, s'épanouissant et se fanant complètement avant l'apparition de ses feuilles. D'où le nom qu'elle portait au Moyen-Âge de « Filius ante patrem » signifiant : « le fils avant le père ». À cette époque les paysans la désignaient sous la dénomination de « pas d'âne », à cause de la forme de ses feuilles ressemblant à celles du sabot de cet équidé.

Déjà dans l'Antiquité le tussilage fut employé notamment par les élèves d'Hippocrate – Père de la médecine -, sa racine mélangée à du miel et du lait servait alors dans les cas d'affections respiratoires. Au Ier siècle de notre ère, sous le nom de « bechion », elle était couramment employée par Dioscoride. Pline l'Ancien et le médecin grec Galien en faisaient aspirer la fumée pour calmer la toux des asthmatiques.

Dans un recueil populaire datant de 1770 : « Médecine et Chirurgie des Pauvres » de M***, on peut lire : « En cas d'asthme et de catarrhe tombant sur les poumons, recevez souvent par la bouche, avec un entonnoir renversé, la fumée des feuilles de Pas d'âne mises sur des charbons. Cela fait beaucoup cracher et ainsi débarrasser les poumons... ». À ce sujet le docteur Henri Leclerc relate en janvier 1951 dans la « Revue de phytothérapie » : « J'ai conté l'histoire assez curieuse de deux fumeurs, qui, par suite de la carence de tabac, en étaient réduits à bourrer leurs pipes et à rouler des cigarettes avec des feuilles de tussilage séchées. Sujets à des crises d'asthme, ils eurent l'agréable surprise de les voir devenir plus rares et moins pénibles... ».

Joseph Roques notait en 1837 dans son « Nouveau Traité des plantes usuelles » : « Les fleurs de tussilage un peu mucilagineuses ont toujours figuré dans l'officine du pharmacien parmi les espèces pectorales. On les prend en infusion théiforme pour calmer la toux, abréger le cours des rhumes. Toutes ces boissons qu'on édulcore avec du miel sont très salutaires lorsque la poitrine est irritée. En y ajoutant un peu de lait on a une espèce d'émulsion qui plait aux femmes délicates et aux enfants. C'est un remède facile, peu dispendieux qui rend les nuits plus calmes, qui dispose au sommeil, qui excite une douce transpiration... ».

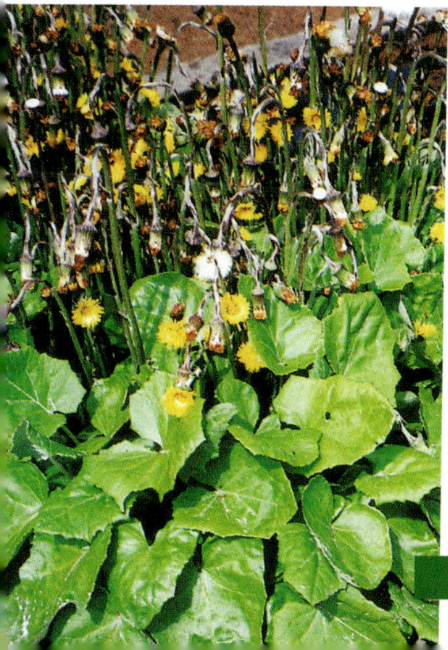

De nos jours, Jean Valnet dans son ouvrage de référence « Phytothérapie » écrit : « Le tussilage est l'un des plus anciens et meilleurs remèdes pectoraux. Il est expectorant, légèrement sudorifique, dépuratif, tonique... ».

Parties utilisées :

les fleurs.

Propriétés :

Usage interne.

Le tussilage est indiqué dans les cas de bronchite, toux, asthme, trachéite, laryngite ; convalescence de la grippe.

Infusion. Plonger 1 cuillerée à café de fleurs pour 1 tasse d'eau bouillante. Infuser 10 minutes. Filtrer. Prendre 3 à 4 tasses par jour, entre les repas, si possible sucrées au miel. Cure de 2 à 3 semaines.

Recommandation.

Il faut très soigneusement filtrer les infusions de tussilage, afin d'éliminer les petites soies des aigrettes des fleurs irritantes pour la gorge.

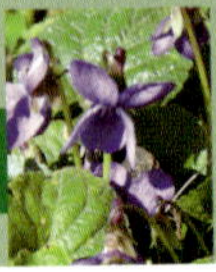

La Violette
(Viola odorata)

Noms populaires : Violette de Mars – Violette odorante – Violette des haies – Violette de Carême – Jacées de printemps.

Le mot violette proviendrait du latin « viola » dérivant du grec « Ion ». D'après la mythologie grecque, « Zeus », -le Maître de l'Olympe-, tomba éperdument amoureux d'une nymphe nommée « Io ». Il fut malheureusement obligé de transformer sa conquête en génisse, afin de la soustraire à la jalousie meurtrière de son épouse « Junon » –qui était aussi sa propre sœur ! Émue par cette histoire, « Gaïa » -la Déesse Terre-, fit pousser des violettes dans les champs afin qu'« Io » brouta une herbe parfumée.

En 1991, dans « Le Jardin des Hommes » J.-Baptiste de Vilmorin relate : « … Jusqu'à la seconde moitié du XVIIIe siècle, les violettes étaient absentes des boutiques de fleuristes. À cette époque on ne trouvait que des violettes sauvages cueillies dans les bois, au bord des chemins ; elles étaient vendues en vrac, présentées dans un petit morceau de tissu. Ce sont les maraîchers de Paris, qui, en 1775, entreprirent de cultiver, en l'améliorant, l'espèce sauvage ».

Napoléon avait un faible pour la violette, sans doute en souvenir de sa première épouse Joséphine de Beauharnais, dont c'était l'une des fleurs favorites. C'est pourquoi, l'Empereur étant revenu de son exil à l'Ile d'Elbe à la saison des violettes, celles-ci devinrent, à la Restauration, le signe de ralliement des Bonapartistes ; jusqu'au jour, où Louis XVIII, devant toute la Cour, en arbora une à sa boutonnière en déclarant : « J'amnistie également la violette ! ».

La violette a toujours été l'emblème de la modestie, de la pudeur et de l'innocence. Le parfum subtil de cette humble fleur fut loué par de nombreux poètes et écrivains. Ainsi, Colette dans son livre « Sido » écrivait : « Porte à tes narines le parfum invariable de ces violettes et regarde en respirant le philtre qui abolit les années, regarde, comme moi ressusciter et grandir devant toi les printemps de ton enfance… ».

Les propriétés thérapeutiques des violettes étaient bien connues des Anciens. Les Grecs en tressaient des couronnes ayant, à leur avis, le pouvoir de dissiper l'ivresse. Vertu encore reconnue au XIVe siècle, puisque Arnaud de Villeneuve déclarait dans son recueil « Régime de Santé » : « Cette agréable fleurette vient la première au printemps : Nous dire : Voici le beau temps / Et pour parler clair comme un livre / Elle empêche qu'on ne s'enyvre... ». Le médecin siennois P.-André Matthiole écrivait en 1554 dans ses « Commentaires sur les Six Livres de Dioscoride » : « La violette de Mars, lâche bien le ventre, tempère l'ardeur de la colère, désopile le foie ».

En 1872, dans son « Dictionnaire de l'Étude des Fleurs », l'abbé Cariot déclare : « ... La violette passe souvent inaperçue et cachée sous sa feuille, mais son parfum la trahit et invite à la cueillir. Aussi est-ce la fleur qui fait chaque printemps, la fortune des bouquetières, le luxe de l'échoppe et la fragrance des salons. La violette n'est pas seulement très agréable, elle est aussi utile, c'est un des béchiques les plus fréquemment employés contre toutes les affections des bronches... ». Quant à Fleury de la Roche, il mentionnait en 1937 dans « Les Plantes Bienfaisantes » : « La violette constitue un remède excellent contre le rhume, la toux, la bronchite. Elle convient en gargarismes dans le mal de gorge ».

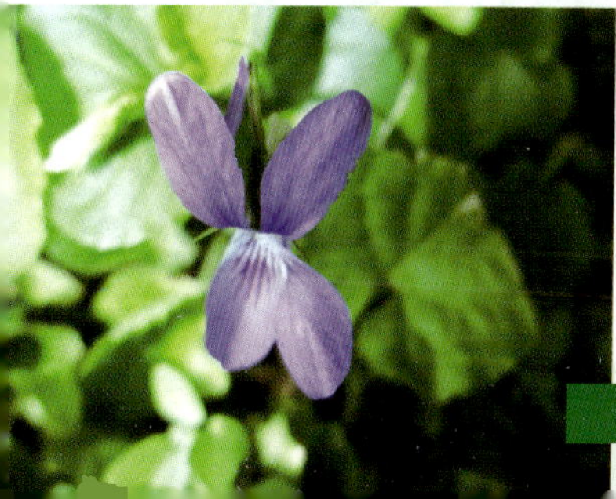

Parties utilisées :

les fleurs.

PROPRIÉTÉS :

Usage interne.

Les fleurs de violette sont émollientes, béchiques, sudorifiques. Elles sont efficaces contre les affections des bronches et constituent un excellent adjuvant des traitements médicaux en cas de rhume, toux, bronchites.

Infusion. 1 cuillerée à café de fleurs pour 1 tasse d'eau bouillante. Laisser infuser 10 minutes. Filtrer. Prendre 2 à 3 tasses par jour en dehors des repas.

Usage externe.

Cette infusion tiède s'emploie en gargarismes en début de maux de gorge. Elle convient aussi en lotions du visage après une exposition au soleil.

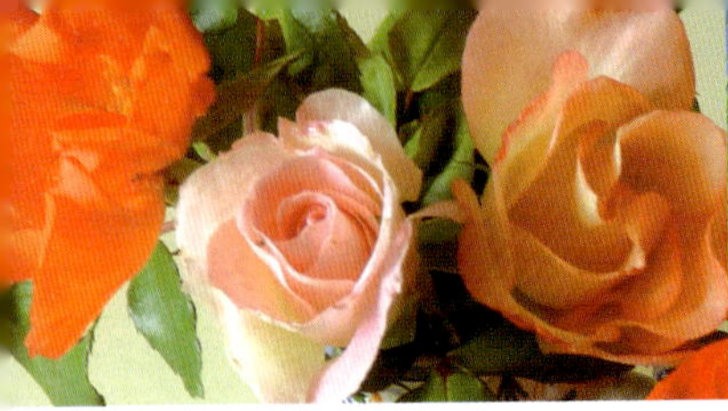 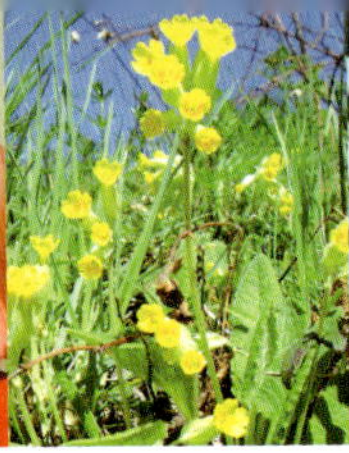 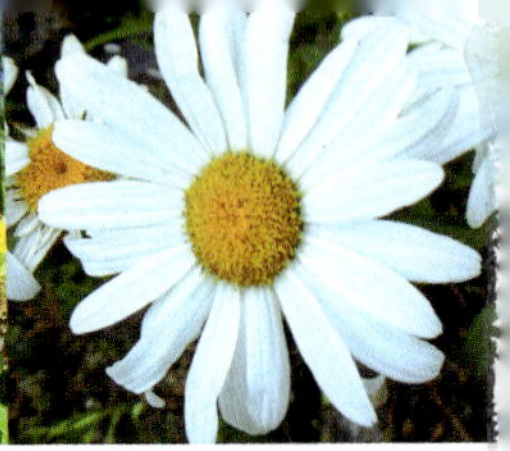

Modes de préparation des recettes

L'Infusion. Elle est réservée aux fleurs fragiles et aux plantes à odeur aromatique.

Elle se prépare en plongeant les fleurs ou herbes aromatiques dans de l'eau bouillante et en les laissant bouillir de quelques secondes jusqu'à 3 mn, puis infuser pendant 10 mn, un couvercle posé sur la casserole. Il est toujours préférable de laisser bouillir quelques secondes les plantes fragiles afin de tuer les œufs d'insectes qui pourraient s'y cacher.

La Décoction. Elle est employée pour les feuilles, tiges, écorces, racines et rhizomes.

Elle se prépare en mettant les plantes dans de l'eau froide que l'on amène ensuite à ébullition et qu'on laisse bouillir pendant un temps plus ou moins long – de 2 à 15 mn suivant la recette – puis infuser de 10 à 30 mn, à couvert.

La Macération. Elle consiste à laisser séjourner les plantes dans un liquide : eau , vin, alcool, huile, bière, pendant plusieurs heures si l'on utilise de l'eau, ou pendant plusieurs jours si l'on emploie de l'huile ou des liquides alcoolisés.

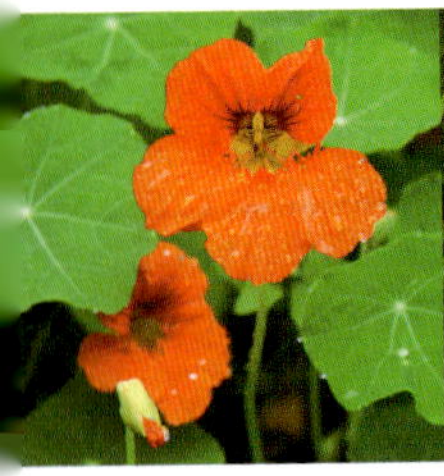 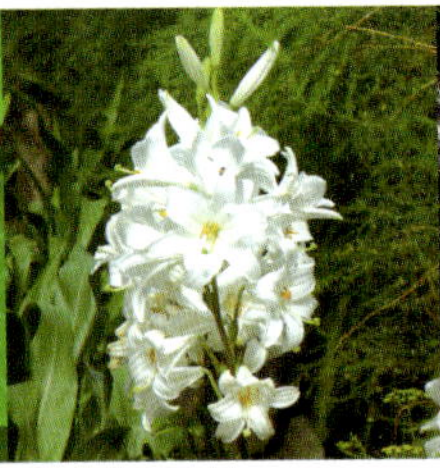 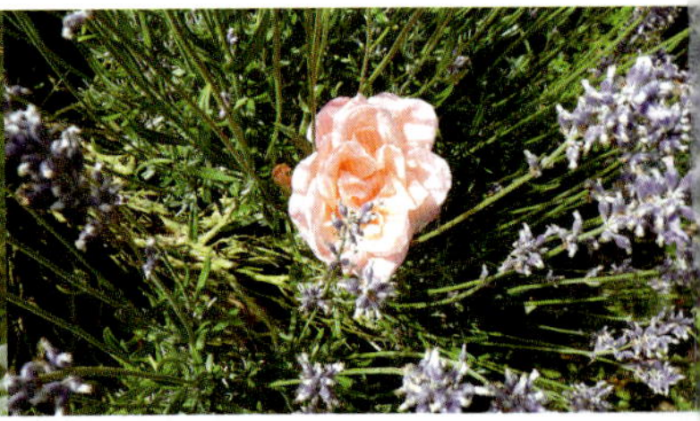

Ouvrage imprimé et façonné par Pollina Luçon 85 n° d'impression : L69138
Imprimé en France